1. Auflage

Projektleitung: Magdalena Grüner
Korrektur: Helene Dorner, Katharina Preindl
Grafik und Umschlaggestaltung: Philipp Putzer, www.farbfabrik.it
Grafik Logo „Kraut und Wurzel“: Astrid Felderer
Titelfoto: Frauenmantel (Astrid Felderer)
Umbruch und Druckvorstufe: Typoplus, Frangart
Druck: Printer Trento, Trient

ISBN 978-88-7283-681-1
ISBN E-Book 978-88-7283-690-3

Band 4 der Reihe „Kraut und Wurzel“
Mehr Rezepte und Tipps finden Sie auf dem Blog „Kraut und Wurzel“: www.krautundwurzel.com.

Unseren Gesamtkatalog finden Sie unter www.raetia.com.
Bei Fragen und Anregungen wenden Sie sich bitte an info@raetia.com.

Alle Fotos stammen von Astrid Felderer, außer S. 8 (aus Walahfrid Strabo: Hortulus nuper apud Helvetios in S. Galli monasterio repertus, qui carminis elegantia tam est delectabilis, que doctrine cognoscendarum quarundam herbarum varietate utilis, Nürnberg 1512) und S. 39 (Archiv Arnold Achmüller, Ansichtskarte Bad Wörishofen)

Gedruckt mit Unterstützung der Südtiroler Landesregierung, Abteilung Deutsche Kultur

AUTONOME PROVINZ BOZEN SÜDTIROL
PROVINCIA AUTONOMA DI BOLZANO ALTO ADIGE
Deutsche Kultur

ARNOLD ACHMÜLLER

Frauengesundheit

KRAUT *und* WURZEL

Rezepte

Verzeichnisse

Allerorts genutzt, kaum erforscht

Die Bekämpfung von Frauenbeschwerden mit Mitteln der Naturheilkunde ist durchaus sinnvoll. Ob es nun Heilpflanzen sind oder andere Maßnahmen wie etwa die Wasseranwendungen nach Sebastian Kneipp: Die sanften Methoden der Naturheilkunde eignen sich vor allem bei leichteren Beschwerden. Aber auch bei stärkeren Beschwerden können sie in einigen Fällen begleitend zur ärztlichen Therapie hilfreich sein.

Die Frauenheilkunde nimmt in der traditionellen europäischen Kräuterkunde seit jeher eine zentrale Rolle ein. Im Alpenraum werden beispielsweise von den etwa 400 verschiedenen verwendeten Pflanzen mehr als 120 Arten auch in der Frauenheilkunde eingesetzt. Somit gehört dieser Bereich zu den stärksten Indikationsgebieten der europäischen Volksmedizin. Das mag damit zu tun haben, dass Schwangerschaft und Geburt bis ins letzte Jahrhundert für die Frau mit großen Risiken verbunden waren und man hier so weit wie möglich auch auf den Einsatz von Heilpflanzen zurückgriff. Zusätzlich waren es vor allem die Frauen, die in der Gesellschaft für die Gesundheit der Familie zuständig waren. Sie waren traditionellerweise die Heilkräuterexpertinnen der Familie. Sprich: Die Heilkunde ist seit jeher eng mit Frauen verbunden und so stellt die Gesundheit der Frau ein bedeutendes Anwendungsfeld dar.

Die wissenschaftliche Erforschung hat diesem Umstand bisher allerdings nur am Rande Rechnung getragen. Abgesehen von einigen wenigen Heilpflanzen wie Traubensilberkerze oder Mönchspfeffer sind die meisten Pflanzen in diesem Bereich bis heute nur unzureichend erforscht.

Das hat sicherlich auch damit zu tun, dass es Heilpflanzen für die Schwangerschaft und Stillzeit schon aufgrund möglicher Nebenwirkungen für Mutter und Kind nicht in aussagekräftige Studien schaffen. Andererseits sind Pflanzen wie Frauenmantel, Schafgarbe, Taubnessel oder Gänsefingerkraut allgemein kaum erforscht. Themen wie Menstruation, Geburtenplanung und Schwangerschaftsabbruch berühren zudem Bereiche, die bis vor wenigen Jahrzehnten großen religiösen und gesellschaftlichen Tabus unterlagen und dementsprechend von Forschungsgruppen auch nicht angetastet wurden.

Bedauerlicherweise erfolgen daher viele Anwendungen lediglich aufgrund einer volksmedizinischen Tradition, während der Mangel an Studien eine Etablierung in der Schulmedizin verhindert.

Brauchtum und Mythologie

Die europäische Frauenheilkunde ist voll von Legenden, Bräuchen, Ritualen und mythologischen Erzählungen. Diese ranken sich insbesondere rund um die Geburt: Es galt, durch die Wahl der richtigen Kräuter eine Schwangerschaft zu begünstigen, zu verhindern, Schwangerschaftsbeschwerden abzumildern oder eine sichere Geburt für Mutter und Kind zu unterstützen.

In keinem anderen Indikationsgebiet gibt es mehr Sagen und mystische Verknüpfungen als in der Frauenheilkunde. Auch das hat sicherlich mit den religiösen und kulturellen Tabus rund um Fruchtbarkeit, Fortpflanzung, Schwangerschaftsabbruch und Geburt zu tun. Gleichzeitig wurden Fortpflanzung und Fruchtbarkeit eng mit der Natur und dem jahreszeitlichen Kontext verknüpft: Im Frühling blüht die Natur auf, Pflanzen und Tiere vermehren sich – das sichert das Überleben des Menschen. Möglicherweise gab es im Zusammenhang mit den typischen Fruchtbarkeitsfesten und

-ritualen des Frühlings (Ostern, Maibaum, Sonnwendfeiern) auch eine Art Geburtenplanung. Denn in einer sehr rauen Umgebung mit zehrenden Wintern hatten Kinder bessere Überlebenschancen, wenn sie im Frühling geboren wurden. Da es hierzu allerdings keinerlei Untersuchungen gibt, kann nur spekuliert werden.

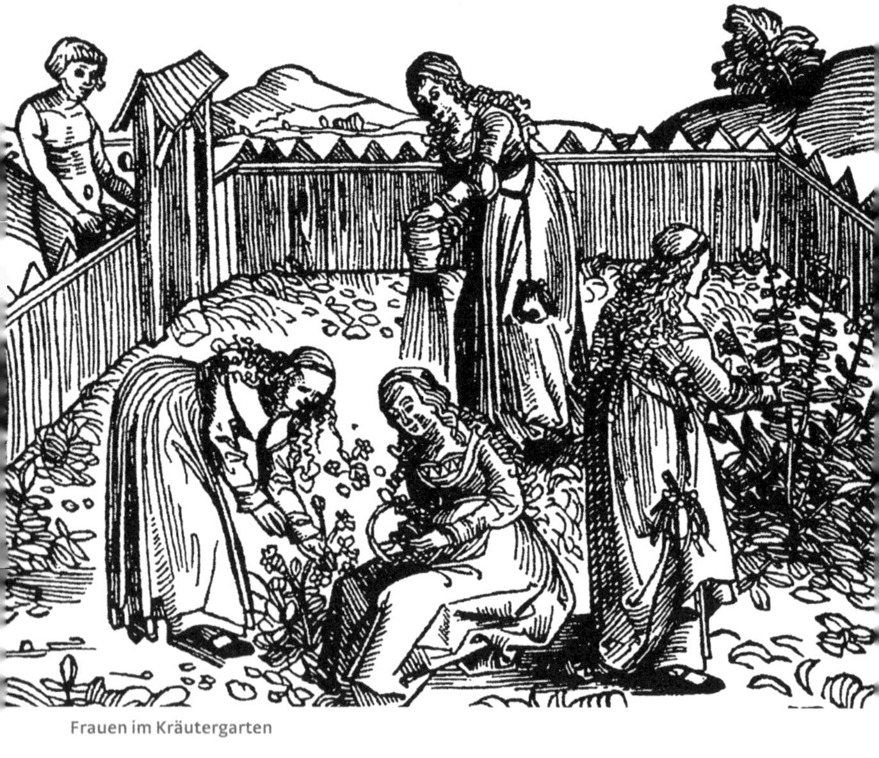

Frauen im Kräutergarten

Die Bettstrohkräuter: für eine sichere Geburt

Besonders interessant sind die Bettstrohkräuter, auf die sich die Frauen während der Geburt legten. Möglicherweise benutzte man diese teilweise auch zum Räuchern, denn einige der Pflanzen, die man als Bettstrohkräuter definiert, sind typische Räucherpflanzen. Verwendet wurden Quendel, Thymian, Lab- und Leinkraut, Oregano, Schafgarbe, Mariengras, Johannis- und Hirtentäschelkraut, Beifuß, Weidenröschen, Steinklee, Kamille, Gundelrebe, Frauenmantel und Echter Ziest.

Lange Zeit betrachtete man den Duft dieser meist aromatischen Kräuter als Möglichkeit, Mutter und Kind vor bösen Einflüssen zu beschützen. Dahinter dürfte dieselbe Überlegung stecken wie bei den Pestkräutern: Durch wohlriechende Pflanzen sollten „schlechte Düfte“, die man für Infektionen verantwortlich machte, abgewehrt werden. Möglich ist aber auch ein noch älterer Ursprung, denn auffallend viele dieser Heilkräuter waren in der Antike den Fruchtbarkeitsgöttinnen wie der germanischen Freya oder der griechischen Artemis geweiht.

Abtreibungsmittel: verheimlicht und dämonisiert

Inwieweit unsere Vorfahren tatsächlich Möglichkeiten zur Geburtenplanung und Empfängnisverhütung kannten, ist aufgrund fehlender Quellen unklar. Der Verdacht liegt nahe, dass sich die Empfängnisverhütung erst mit dem Aufkommen unserer modernen Methoden ab dem 19. Jahrhundert etablierte. Falls Frauen in den Jahrhunderten davor ungewollt schwanger wurden, gab es nur den frühzeitigen Schwangerschaftsabbruch.

Der Schwangerschaftsabbruch war spätestens ab dem christlich geprägten Mittelalter bis noch vor einigen Jahrzehnten in vielen europäischen Ländern verboten, in manchen außereuropäischen ist er es bis heute.

Potenziell als Abtreibungsmittel nutzbare Pflanzen wurden auch dämonisiert und in die Nähe des Teufels gerückt. Davon zeugen volkstümliche Benennungen teilweise bis heute – Sadebaum etwa wird als Teufelskraut und Weinraute als Hexenkraut bezeichnet. Neben diesen beiden Pflanzen waren auch Rainfarn, Mutterkraut, Rosmarin, Haselwurz, Safran, Rhabarber, Wermut und diverse Farnarten wie der Frauenhaarfarn gebräuchliche Abtreibungsmittel.

Bis heute liegt über diesem Thema ein Tabu und vieles ist noch ungeklärt. Die Verbote nur auf gesellschaftliche und religiöse Vorgaben zu reduzieren, wäre wohl zu kurz gegriffen. Denn die Anwendung von Abtreibungsmitteln und der Schwangerschaftsabbruch an sich waren auch für die Frau mitunter sehr gefährlich. Die Verwendung von Pflanzen, die bereits in geringer Dosierung giftig sind, führte oft sogar zum Tode.

Sitzbäder und Wickel

Sitzbäder und besonders auch Wickel gelten als milde Zubereitungsarten bei oberflächennahen Erkrankungen. Sie sind einfach in der Zubereitung und Durchführung. Bei richtiger Anwendung der Sitzbäder bzw. Wickel können zusätzlich auch Kälte und Wärme positive Wirkungen entfalten.

Sitzbäder eignen sich besonders bei Haut- oder Hämorrhoidalerkrankungen. Wickel können neben Hauterkrankungen auch Muskel- und Gelenkbeschwerden sowie über reflektorische Effekte, also über die Stimulation gewisser Nervenstränge und Rezeptoren, sogar innere Organe beeinflussen.

TIPPS ZUR HERSTELLUNG EINES WICKELS

Ein Wickel besteht normalerweise aus drei Lagen: einem Innen-, einem Zwischen- und einem Außentuch. Das Innentuch kann eine Baumwollwindel, ein Stofftaschentuch oder Geschirrtuch sein oder einfach nur aus Stoffresten bestehen. Je nach Beschwerden kann es warm oder kalt angelegt werden. Warm sollte es beispielsweise bei chronischen Gelenkschmerzen oder auch krampfartigen Beschwerden sein. Kalt sollte es dagegen bei akuten Sportverletzungen, Schwellungen oder zur Fiebersenkung aufgelegt werden. Das Zwischentuch verhindert die Verfärbung des Außentuches und sollte am besten aus Naturmaterialien wie Wolle oder Baumwolle bestehen. Das Außentuch fixiert die beiden Lagen und kann gegebenenfalls zusätzlich wärmen, in diesem Fall sollte es idealerweise aus Molton oder Wolle bestehen. Je nach Körperteil kann man etwa einen Schal, ein Dreieckstuch oder auch eine Mütze als Außentuch verwenden.

Die Dauer der Anwendung kann stark variieren. Kühlende Wickel werden meist nur so lange angelegt, wie der kühlende Effekt anhält. Ein Essigwickel zur Fiebersenkung sollte beispielsweise nach ca. 20 Minuten erneuert werden.

Wickel dienen auch dazu, Heilmittel ausreichend lange an einer Stelle zu halten, damit sie die Haut oder den Muskel durchdringen können. In diesen Fällen werden Wickel länger angelegt. Ein Arnikawickel bei Prellungen kann z. B. auch mehrere Stunden auf der betroffenen Stelle belassen werden. Dasselbe gilt für wärmende Wickel, bei denen die Wärme auch durch die Umwicklung selbst entsteht.

Im Allgemeinen sollten Wickel einmal täglich durchgeführt werden, bei akuten Beschwerden wie Fieber, Sportverletzungen oder Rückenschmerzen können sie auch öfter angewandt werden. Beim und nach dem Anlegen eines Wickels sollte der Patient im Allgemeinen ruhen.

Typische Heilmittel zur Bereitung eines Wickels sind Arnikatinktur, Essig, Topfen, Zitrone, Schafgarbentee, Beinwelltinktur, Eichenrindentee, Johanniskrautöl und Zwiebel. Konkret verwendet man: Arnika- oder Beinwelltinktur sowie Topfen bei Muskel- und Gelenkbeschwerden, Johanniskrautöl, Topfen oder Eichenrindentee bei Hauterkrankungen, Essig, Zitronen- oder Zwiebelscheiben bei Erkältungskrankheiten und Schafgarbe für Leberwickel.

TIPPS ZUR HERSTELLUNG EINES SITZBADES

Sitzbäder gehören ebenfalls zu den milden Applikationsarten. Neben den spezifischen Wirkungen des Heilmittels führt bereits die Wärme des Wassers zu einer erhöhten Durchblutung der Unterleibsorgane.

Ein Sitzbad sollte 10 bis 20 Minuten dauern. In dieser Zeit ist es sehr wichtig, die Temperatur auf 37 °C zu halten. Der Oberkörper und die Beine sind im Allgemeinen nicht im Wasser, sondern werden durch ein Handtuch oder einen Pullover warm gehalten. Wie generell bei warmen Bädern empfiehlt sich die Anwendung vor allem abends vor dem Schlafengehen. Denn einerseits sollte man danach auf keinen Fall frieren, andererseits haben die Bäder auch beruhigende und schlaffördernde Effekte.

Die europäische Volksheilkunde empfiehlt Sitzbäder vor allem in der Frauenheilkunde, bei Harnwegsinfekten und bei Hämorrhoidalbeschwerden. Besonders häufig werden sie aus Frauenmantel-, Storchschnabel- oder Ackerschachtelhalmkraut, aus Taubnessel, Haferstroh, Kamillenblüten, Malvenblättern und Eichenrinde bereitet.

Konkret verwendet man: Frauenmantelkraut bei Unfruchtbarkeit und Ausfluss, Storchschnabeltee bei Unfruchtbarkeit, Taubnesselblüten bei Ausfluss, Haferstrohkraut und Kamillenblüten bei Harnwegsinfekten und Eichenrinde, Malvenblätter, Ackerschachtelhalmkraut und Kamillenblüten bei Hämorrhoiden und Analekzemen.

Heilpflanzen mit hormonellen Einflüssen

Einige Heilpflanzen üben auch einen Einfluss auf das Hormonsystem der Frau und dementsprechend auch auf Anomalien der Menstruationsblutung oder Wechseljahrbeschwerden aus. Die Wirkung ist allerdings nur zum Teil mit jener von klassischen Hormonpräparaten vergleichbar und der Wirkmechanismus unterscheidet sich je nach eingesetzter Heilpflanze.

Positive Effekte sind nach einer mindestens vierwöchigen Anwendung zu erwarten. Nicht anwenden sollte man Heilpflanzen mit hormonartigen Wirkungen, falls man in der Vergangenheit einen hormonabhängigen Tumor hatte. Zwei der wichtigsten Pflanzen in diesem Bereich sind nach heutigem Forschungsstand der Mönchspfeffer und die Traubensilberkerze. Grundsätzlich lässt sich sagen, dass die Wirkungen der pflanzlichen Therapieformen je nach Organ sehr unterschiedlich sind. Die klassische Hormontherapie, die auch auf Östrogen zurückgreift, steht im Verdacht, das Risiko für Brust- oder Gebärmutterkrebs zu erhöhen. Demgegenüber sind pflanzenbasierte Therapien nach derzeitiger Lehrmeinung weniger risikoreich. Es sind aber noch einige Fragen offen im Hinblick auf ihre Nebenwirkungen und die Relevanz ihrer Effekte.

Mönchspfeffer (auch Keuschlamm genannt) wächst vom Mittelmeerraum bis nach Zentralasien. Schon die Ärzte der Antike verwendeten die Blätter und Früchte nicht nur bei Verletzungen, sondern auch bei Menstruationsbeschwerden. Im Mittelalter sollen die scharf schmeckenden Früchte als Gewürz in Klöstern gebraucht worden sein, um die Enthaltsamkeit der Mönche durch die vermeintlich anaphrodisierende Wirkung zu unterstützen – daher stammt auch der Name Mönchspfeffer.

Die Inhaltsstoffe der Mönchspfefferfrüchte vermindern neuesten Untersuchungen zufolge die Sekretion von Prolaktin. Prolaktin ist ein Hormon, das unter anderem für das Gleichgewicht im Menstruationszyklus verantwortlich ist. Wissenschaftliche Untersuchungen zeigten, dass durch die Einnahme von Mönchspfeffer Zyklusstörungen und Beschwerden des sogenannten prämenstruellen Syndroms (PMS) gebessert werden können. So zeigte eine Studie, an der 170 Frauen mit PMS teilnahmen, dass die Einnahme von Mönchspfeffer über drei Monatszyklen Brustschmerzen, Stimmungsveränderungen, Reizbarkeit und Kopfschmerzen verbesserte.

In der modernen Kräuterkunde wird Mönchspfeffer dementsprechend bei PMS, Spannungsgefühl und Schmerzen in den Brüsten sowie bei Menstruationsstörungen mit zu häufiger, zu schwacher oder fehlender Regelblutung angeraten.

Mönchspfeffer eignet sich wegen der niedrigen Dosierung und der teilweise nicht wasserlöslichen Inhaltsstoffe jedoch nicht für die Zubereitung als Tee, sondern sollte für eine optimale Wirkung in Form von Trockenextrakten (beispielsweise als Tabletten) mindestens vier Monate lang eingenommen werden. Je nach Präparat liegt die empfohlene Tagesdosierung bei 4 bis 20 mg des Trockenextraktes.

Die Traubensilberkerze entstammt der traditionellen Heilkunde Nordamerikas. Seit den 1950er-Jahren wird sie auch in Mitteleuropa eingesetzt und ausgiebig erforscht. Wechseljahrbeschwerden hängen oft mit einem niedrigen Östrogenspiegel zusammen. Die Inhaltsstoffe des Traubensilberextrakts lösen ähnliche Effekte aus wie Östrogen und bessern so die Beschwerden, ähnlich wie eine Hormontherapie. Der Extrakt beeinflusst die Regulierung der Körpertemperatur und auch psychovegetative Beschwerden, sodass Hitzewallungen, Stimmungsschwankungen, Schlaflosigkeit sowie depressive Abgeschlagenheit wirksam gelindert werden. Studien konnten diese positiven Effekte mehrfach bestätigen, sodass Präparaten aus der Traubensilberkerze der Status eines Arzneimittels zuerkannt wurde. Die Einnahme erfolgt am besten in Form von Tabletten oder Lösungen. Die empfohlene Tagesdosierung liegt bei 40 mg des wässrig-alkoholischen Extraktes. Der Extrakt ist im Allgemeinen gut verträglich, nur vereinzelt kann es zu Magenbeschwerden kommen.

Daneben gibt es eine Reihe an Pflanzen, die sogenannte Phytoöstrogene enthalten. Phytoöstrogene entfalten im Körper östrogenartige Wirkungen. Die Einnahme von Phytoöstrogenen kompensiert auf diese Weise, ähnlich wie der Traubensilberkerzenextrakt, einen Teil des Östrogenmangels in den Wechseljahren und mildert die Beschwerden. Zu den Pflanzen mit Phytoöstrogenen gehören in erster Linie Soja und Rotklee, aber auch Hopfen. In der Therapie von Wechseljahrbeschwerden haben sich bisher vor allem Produkte aus angereicherten Extrakten aus Soja und Rotklee bewährt. Es gibt Hinweise darauf, dass Hitzewallungen und das Osteoporoserisiko durch Soja und Rotklee positiv beeinflusst werden können.

Heilpflanzen in Schwangerschaft und Stillzeit

Die Schwangerschaft stellt einen sehr sensiblen Bereich der Heilkunde dar. Weil die Verwendung falscher Stoffe die Entwicklung des ungeborenen Kindes beeinflussen kann, ist hier besondere Vorsicht geboten – sowohl bei chemisch-synthetischen als auch bei pflanzlichen Heilmitteln.

Pflanzliche Heilmittel gelten im Allgemeinen als sanfte Therapieoptionen. Für die Anwendung während der Schwangerschaft und Stillzeit fehlt es allerdings in den allermeisten Fällen an systematischen Studien zu ihrer Unbedenklichkeit. Alle Anwendungen aus der Pflanzenheilkunde zur Geburtsvorbereitung und Stillzeit basieren ausschließlich auf langjährigen Erfahrungen in der Volksmedizin und von Hebammen. Durch die fehlenden Daten stellen viele Heilpflanzen die Anwenderinnen, aber auch Therapeuten vor eine große Herausforderung.

In der Schwangerschaft vermeiden sollte man in jedem Fall Heilmittel auf alkoholischer Basis. Es gibt statistische Belege für mentale Beeinträchtigungen des Kindes ab einer Dosis von 15 g Akohol pro Tag. Eine unschädliche Alkoholdosis bei Schwangeren ist nicht bekannt, deshalb empfiehlt es sich, ganz darauf zu verzichten.

Auch für pflanzliche Heilmittel gilt, dass therapeutische Dosierungen unbedingt einzuhalten sind. Das bedeutet auch, dass man während der Schwangerschaft auf exzessiven Teegenuss verzichten sollte. Einen unnötigen Einsatz sollte man vermeiden und nur jene Heilpflanzen verwenden, für die eine gewisse Erfahrung in Schwangerschaft und Stillzeit vorliegt.

Eine Gefährdung von Mutter und Kind durch Heilpflanzen kann einerseits durch wehenauslösende Effekte und damit eine vorzeitige Geburtseinleitung entstehen oder aber durch Stoffe (z. B. Pyrrolizidinalkaloide), die die kindliche Entwicklung negativ beeinflussen können.

Neben alkoholischen Heilmitteln sind in der Schwangerschaft und Stillzeit auch ätherische Öle mit Vorsicht einzusetzen. Innerlich sollte man sie gar nicht anwenden, äußerlich nur stark verdünnt (1 % ätherisches Öl auf 99 % Trägeröl, z. B. Mandelöl). Ätherische Öle aus Salbei, Petersilie, Weinraute, Rosmarin, Jasmin, Majoran, Liebstöckel, Oregano, Nelke, Anis und Fenchelfrüchten sollte man gar nicht anwenden. Auf einige Kräuter sollte man gänzlich verzichten, u. a. auf Beifuß, Brechwurzel, Wacholderbeeren, Preiselbeerblätter, Mönchspfeffer, Traubensilberkerze, Süßholzwurzel, Zimtrinde, Huflattich, Beinwell, Borretsch, Pestwurz, Mistelkraut, Rainfarn, Mutterkraut, Wermut, Faulbaumrinde, Aloe, Sennesblätter, Rizinusöl, Rhabarberwurzel, Berberitze, Bärentraubenblätter, Thuja, Sadebaum, Weinraute, Safran und Baldrianwurzel. Auch Eisenkraut sollte man nur zur Geburtseinleitung auf Anraten einer Hebamme oder eines Arztes einnehmen. Von der Einnahme größerer Mengen von Basilikum, Estragon, Bockshornklee, Liebstöckel, Muskatnuss, Rosmarin und Petersilie ist ebenfalls abzuraten.

Grenzen der Selbstmedikation und Zutaten der Heilmittel

Heilpflanzen und die daraus hergestellten Produkte können bei leichten bis mittelschweren Erkrankungen sehr sinnvoll sein, sie sind allerdings keine Wundermittel. Heilpflanzen und Hausmittel eignen sich besonders bei leichten Menstruations- oder Wechseljahrbeschwerden, einzelne Pflanzen auch bei unkomplizierten Beschwerden während Schwangerschaft und Stillzeit. Eine Selbstmedikation sollte zudem nur dann erfolgen, wenn die Beschwerden erst seit Kurzem auftreten und die Ursachen bekannt sind. Bei schweren Erkrankungen kann man sie als Ergänzung und Unterstützung einer herkömmlichen Therapie einsetzen, allerdings nur nach Absprache mit dem behandelnden Arzt. In jedem der folgenden Kapitel finden Sie Hinweise darauf, wann es notwendig ist, einen Arzt zu konsultieren und wo die Einschränkungen der Selbstmedikation liegen.

Wenn nicht anders angegeben, bekommt man die für die Rezepte benötigten Kräuter und ätherischen Öle in Apotheken, gut sortierten Reformhäusern und auf Kräuterhöfen. Die dort erhältlichen Pflanzen stammen aus kontrolliertem Anbau und gefährden die einheimischen Bestände nicht. Selbst sammeln sollte sie nur, wer die botanischen Eigenschaften der benötigten Pflanzen kennt – Verwechslungen können, je nach Pflanzenart, gefährlich sein!

Die empfohlenen Tagesdosierungen beziehen sich auf Erwachsene.

Menstruationsbeschwerden

>

IN DER VOLKSHEILKUNDE wird der Menstruationsblutung seit jeher große Aufmerksamkeit gewidmet. Neben der zu starken, krampfartigen Menstruation galt in der traditionellen Heilkunde Europas auch eine ausbleibende Menstruation – ein mögliches Zeichen für Unfruchtbarkeit – als problematisch. Eine zu starke Menstruation wird mit Frauenmantel-, Gänsefinger- und Hirtentäschelkraut behandelt. Bei ausbleibender oder zu schwacher Menstruation werden Schafgarben- und Johanniskraut, Rosmarin und Ringelblume empfohlen.

Wann sollten Sie unbedingt zum Arzt?

- bei erstmals auftretenden Beschwerden
- bei sehr starken Schmerzen, die eventuell auch in die Beine ausstrahlen (Verdacht auf Endometriose)
- bei sehr starken Blutungen und/oder daraus folgender Müdigkeit sowie Leistungsminderung (Verdacht einer Eisenmangelanämie)
- bei Beschwerden, die plötzlich oder in unbekannter Stärke auftreten
- bei anhaltenden Beschwerden oder bei Verschlimmerung der Beschwerden trotz Therapie
- bei Blutungsunregelmäßigkeit
- beim Ausbleiben der Regelblutung

Teemischung bei zu starker Menstruationsblutung

Warum mildert diese Teemischung zu starke Menstruations-blutungen ab?

Die Anwendung entstammt der Volksheilkunde und lässt sich mittels Studien bisher nicht bestätigen. Lediglich bei Gänsefingerkraut gibt es Hinweise auf tatsächlich krampflösende und schmerzstillende Effekte. Die hierfür verantwortlichen Inhaltsstoffe sind bislang allerdings unbekannt.

Vorsicht!

Bei bestimmungsgemäßem Gebrauch sind keine Einschränkungen bekannt.

Zutaten:

- 40 g Frauenmantelkraut
- 30 g Gänsefingerkraut
- 30 g Hirtentäschelkraut

Zeitaufwand:
15 Minuten

ZUBEREITUNG

Die grob zerkleinerten Pflanzen nacheinander in eine Schüssel geben und die Zutaten gut durchmischen. Dann die Teemischung in lichtundurchlässige Teesäckchen oder in eine Teedose abfüllen.

TIPP

Diesen Tee bereits 1 Woche vor dem erwarteten Eintritt der Regelblutung trinken.

TAGESDOSIERUNG

Pro Tasse 1 Esslöffel der Teemischung 5 Minuten ziehen lassen. Bei zu starken oder schmerzhaften Regelblutungen 3- bis 4-mal täglich 1 Tasse davon trinken.

HALTBARKEIT

Lichtgeschützt bei Raumtemperatur gelagert 1 Jahr

Kurioses: Die Alchemisten versuchten, aus dem Tau der Frauenmantelblätter den Stein der Weisen herzustellen. So kam Frauenmantel zu seinem wissenschaftlichen Namen *Alchemilla vulgaris*.

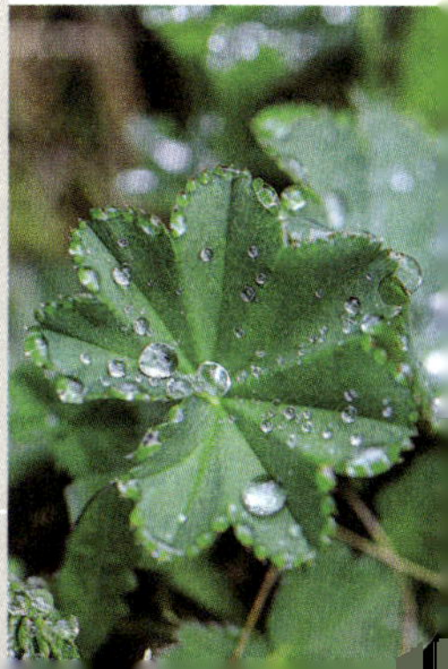

Krampflösende Gänsefingerkrautmilch

Warum wirkt diese Milch krampflösend?

Studien attestieren dem Gänsefingerkraut eine krampflösende und schmerzstillende Wirkung bei Menstruationsbeschwerden und Krämpfen im Magen-Darm-Trakt. Welche Wirksubstanzen hierfür verantwortlich sind, konnte bisher allerdings nicht genau ermittelt werden.

Vorsicht!

Für Laktoseintolerante kommt dieses Rezept nicht infrage. Sie sollten auf die Gänsefingerkrauttinktur (siehe S. 24) zurückgreifen.

Zutaten:

- 5 g Gänsefingerkraut
- 150 ml Milch

Zeitaufwand:
15 Minuten

ZUBEREITUNG

Das Gänsefingerkraut grob zerkleinern, 10 Minuten in der heißen Milch ziehen lassen und diese anschließend lauwarm trinken.

TIPP

Es kann sinnvoll sein, diese krampflösende Milch sporadisch bereits 2 bis 3 Tage vor dem erwarteten Eintritt der Regelblutung zu trinken.

TAGESDOSIERUNG

Bei schmerzhafter Regelblutung oder bei krampfartigen Magen-Darm-Beschwerden 3- bis 4-mal täglich 1 Tasse davon trinken.

HALTBARKEIT

Zum sofortigen Gebrauch gedacht

Kurioses: In der alpinen Volksheilkunde wird behauptet, die krampflösende Wirkung sei beim Milchauszug wesentlich stärker als beim Teeauszug.

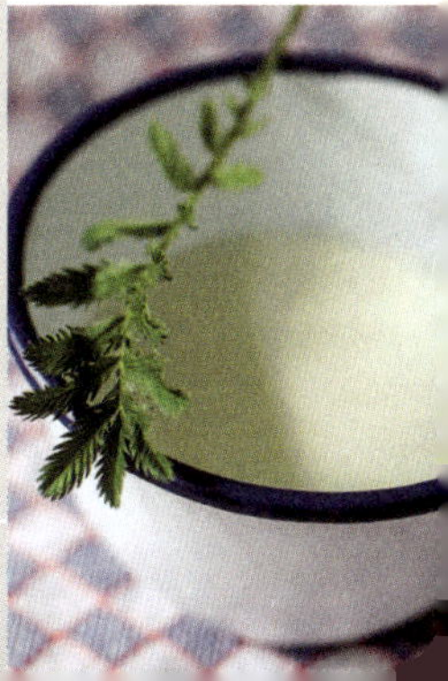

Gänsefingerkrauttinktur

Warum wirkt diese Tinktur krampflösend?

Gänsefingerkraut wirkt nachweislich krampflösend und schmerzstillend (siehe Gänsefingerkrautmilch auf S. 22).

Vorsicht!

Alkoholkranke, Schwangere und Kinder dürfen alkoholische Tinkturen nicht innerlich anwenden.

Zutaten:

- 20 g Gänsefingerkraut
- 200 ml 50 %iger Alkohol

Zeitaufwand:
15 Minuten plus
2 Wochen Ansatzzeit

ZUBEREITUNG

Das grob zerkleinerte Gänsefingerkraut in ein mindestens 300 ml fassendes Gefäß geben und mit dem Alkohol übergießen. Das Gefäß gut verschließen und anschließend für 2 Wochen an einen dunklen Ort stellen. In dieser Zeit mehrmals gut schütteln. Anschließend die Lösung in kleine Tropfflaschen abfiltrieren.

Kurioses: Sebastian Kneipp war ein großer Bewunderer des Gänsefingerkrautes und setzte es allgemein als krampflösendes Heilmittel ein.

TIPP

Um die Tinktur geschmacklich aufzuwerten, kann man bereits beim Ansetzen 10 g Melissen- oder Pfefferminzblätter hinzugeben. Auch diese wirken im Magen-Darm-Trakt krampflösend.

TAGESDOSIERUNG

Bei krampfartigen Menstruationsbeschwerden oder leichten Schmerzen im Magen-Darm-Trakt 3-mal täglich 20 Tropfen in 1 Glas Wasser geben und trinken.

HALTBARKEIT

Lichtgeschützt bei Raumtemperatur gelagert 1 Jahr

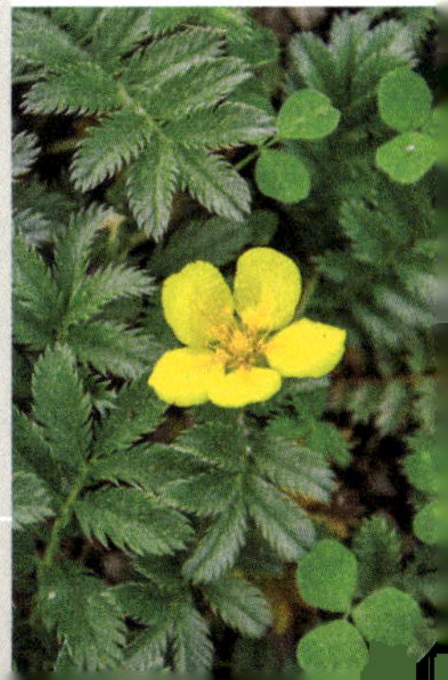

Krampflösendes Massageöl

Warum wirkt dieses Massageöl krampflösend?

Lavendelöl entspannt, löst Krämpfe und verringert Schmerzen. Muskatellersalbeiöl wirkt durch das enthaltene Sclareol östrogenähnlich und verbessert dadurch Menstruationsbeschwerden. Zudem hat es leicht euphorisierende und stimmungsaufhellende Effekte. Rosenöl entspannt und beruhigt, zudem wird ihm seit Jahrhunderten eine Wirkung gegen starke Menstruationsblutungen nachgesagt.

Vorsicht!

Um eine mögliche Hautunverträglichkeit festzustellen, sollte man die Ölmischung probeweise in der Armbeuge auftragen und 1 Stunde dort belassen. Bleiben Hautreizungen aus, kann man das Massageöl verwenden.

Zutaten:

- 20 Tropfen ätherisches Lavendelöl
- 10 Tropfen ätherisches Muskatellersalbeiöl
- 10 Tropfen ätherisches Rosenöl
- 50 ml Mandelöl

Zeitaufwand:
15 Minuten

Kurioses: Rosen und das daraus gewonnene ätherische Öl werden bereits seit mindestens 5.000 Jahren für Heilzwecke – unter anderem bei Menstruationsbeschwerden – verwendet.

ZUBEREITUNG

Die ätherischen Öle nacheinander in das Mandelöl tropfen und gut vermischen. Die gewonnene Ölmischung in eine 50 ml fassende Tropfflasche abfiltrieren.

TIPP

Auch das Auflegen einer Wärmflasche auf die Unterleibsregion oder das ansteigende Fußbad nach Kneipp (siehe S. 42) können krampfstillend wirken.

TAGESDOSIERUNG

Bei Menstruationsschmerzen 2-mal täglich den Unterbauch und den unteren Rückenbereich mit ca. 1 Teelöffel der Ölmischung einmassieren. Alternativ 1 Esslöffel der Ölmischung als Unterbauchwickel auflegen. Dabei das Öl auf Raumtemperatur verwenden, eventuell noch eine Wärmflasche auf den Wickel legen (siehe auch Tipps auf S. 11).

HALTBARKEIT

Lichtgeschützt bei Raumtemperatur gelagert 6 Monate

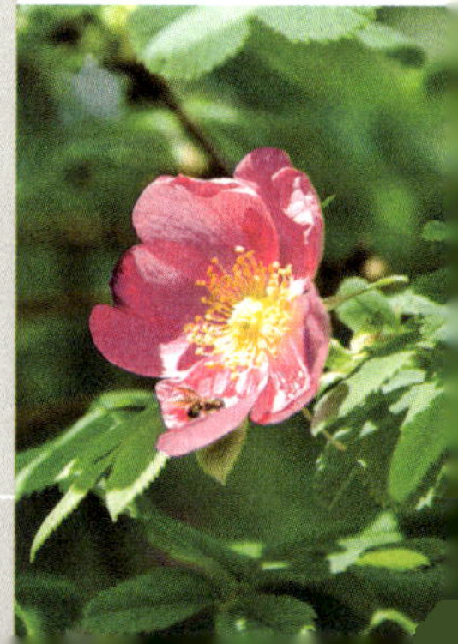

Teemischung bei ausbleibender Menstruation

Warum fördert diese Teemischung die Regelblutung?

Aufgrund fehlender Untersuchungen kann hier nur auf die Erfahrungen in der traditionellen europäischen Heilkunde verwiesen werden.

Vorsicht!

Bei einer Allergie gegen Korbblütler sollte man auf Schafgarbe verzichten.

Zutaten:

- 40 g Schafgarbenkraut
- 30 g Rosmarin
- 30 g Ringelblumenblüten

Zeitaufwand:
15 Minuten

ZUBEREITUNG

Die grob zerkleinerten Pflanzen nacheinander in eine Schüssel geben und die Zutaten gut durchmischen. Dann die Teemischung in lichtundurchlässige Teesäckchen oder in eine Teedose abfüllen.

Kurioses: Rosmarin soll nicht nur die Menstruation, sondern auch die Liebe befördern. Deshalb nennt man Rosmarin in Südtirol auch „Hoazatpliml" (Hochzeitsblume).

TIPP

Gerade bei Zyklusstörungen können Entspannungstechniken wie autogenes Training oder Yoga helfen.

TAGESDOSIERUNG

Pro Tasse 1 Esslöffel der Teemischung 5 Minuten ziehen lassen. Bei ausbleibender Regelblutung 3-mal täglich 1 Tasse davon trinken.

HALTBARKEIT

Lichtgeschützt bei Raumtemperatur gelagert 1 Jahr

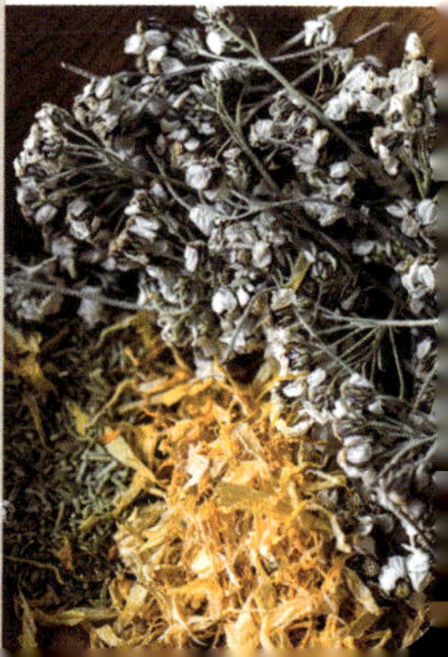

Prämenstruelles Syndrom (PMS)

>

DAS PRÄMENSTRUELLE SYNDROM (PMS) BEGINNT meist schon einige Tage bis zu 2 Wochen vor der Regelblutung und umfasst – variierend von Frau zu Frau – psychische und/oder körperliche Beschwerden. Es kann zu belastendenden Stimmungsschwankungen, Kopfschmerzen, Konzentrationsstörungen und einem ausgeprägten Spannungsgefühl in den Brüsten kommen.

In der modernen Kräuterkunde haben sich bisher vor allem Zubereitungen aus Mönchspfeffer bewährt. Als Extrakt in Form von Kapseln oder Tabletten (erhältlich in der Apotheke) sollte Mönchspfeffer mindestens 4 bis 6 Monate lang eingenommen werden.

Wann sollten Sie unbedingt zum Arzt?

- bei Beschwerden, die sich auch nach Beginn der Regelblutung nicht bessern
- bei Verschlimmerung der Beschwerden
- bei Beschwerden, die plötzlich oder in unbekannter Stärke auftreten
- bei wiederholt auftretenden und die Lebensqualität negativ beeinflussenden Beschwerden

Teemischung bei PMS

Warum hilft diese Teemischung gegen PMS?

Frauenmantelkraut wird in der Volksmedizin bei Menstruationsbeschwerden verwendet, wurde diesbezüglich aber noch nicht eingehend untersucht. Dagegen sind die Effekte von Melisse und Johanniskraut auch wissenschaftlich belegbar. Melisse entspannt und beruhigt bei Nervosität und Gereiztheit. Johanniskraut wirkt antidepressiv, dadurch kann es besonders bei Stimmungsschwankungen und Anspannung helfen.

Vorsicht!

Johanniskraut schwächt die Wirkung zahlreicher Substanzen. Deshalb sollte man die gleichzeitige Einnahme anderer Medikamente mit dem Arzt oder Apotheker absprechen.

Zutaten:

- 40 g Frauenmantelkraut
- 30 g Melissenblätter
- 30 g Johanniskraut

Zeitaufwand:
15 Minuten

Kurioses: Schon der berühmte Arzt Hippokrates brachte vor ca. 2.500 Jahren die Menstruationsblutung mit Stimmungsschwankungen in Verbindung.

ZUBEREITUNG

Die grob zerkleinerten Pflanzen nacheinander in eine Schüssel geben und die Zutaten gut durchmischen. Dann die Teemischung in lichtundurchlässige Teesäckchen oder in eine Teedose abfüllen.

TIPP

Gegen ein schmerzhaftes Spannungsgefühl in den Brüsten können auch kalte Brustwickel (siehe S. 38) helfen.

TAGESDOSIERUNG

Pro Tasse 1 Esslöffel der Teemischung 5 Minuten ziehen lassen. Jeweils 1 Woche vor dem erwarteten Einsetzen der Regelblutung 3-mal täglich 1 Tasse davon trinken. Die Teemischung eignet sich auch für eine längere Anwendung.

HALTBARKEIT

Lichtgeschützt bei Raumtemperatur gelagert 1 Jahr

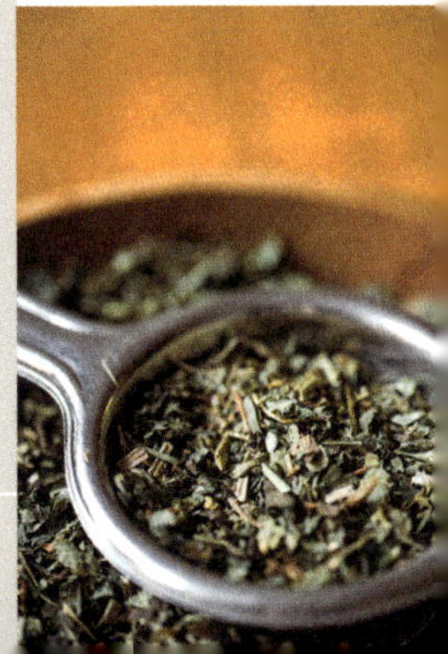

PMS-Tinktur

Warum hilft diese Tinktur bei PMS?

Die Anwendung von Frauenmantelkraut bei Menstruationsbeschwerden gründet auf langjährigen Erfahrungen der europäischen Volksmedizin. Gänsefingerkraut entfaltet bei innerlicher Anwendung krampflösende und schmerzstillende Effekte. Melisse beruhigt psychische Symptome wie Angespanntheit und Nervosität.

Vorsicht!

Stillende Frauen und alkoholkranke Personen sollten alkoholische Tinkturen nicht einnehmen.

Zutaten:

- 10 g Frauenmantelkraut
- 10 g Gänsefingerkraut
- 5 g Melissenblätter
- 200 ml 70 %iger Alkohol

Zeitaufwand:
15 Minuten plus
2 Wochen Ansatzzeit

ZUBEREITUNG

Die Kräuter mit dem Alkohol übergießen und 2 Wochen an einen lichtgeschützten Ort stellen. In dieser Zeit den Ansatz immer wieder kräftig schütteln. Anschließend die gewonnene Lösung in saubere Flaschen, am besten mit Tropfaufsatz, abfiltrieren.

Kurioses: Obwohl PMS in der Medizin seit spätestens 1931 als eigenes Beschwerdebild beschrieben wird, glauben viele Menschen bis heute, dass es sich um eingebildete Symptome handle.

TIPP

Es kann helfen, zusätzlich 1 bis 2 Teelöffel Lein-, Nachtkerzen- oder Borretschöl in die tägliche Ernährung einzubauen, da diese mehrfach ungesättigten Öle Entzündungen reduzieren und die Bildung von krampflösenden Substanzen im Körper unterstützen.

TAGESDOSIERUNG

Bei Beschwerden des prämenstruellen Syndroms 2-mal täglich 20 Tropfen der Tinktur mit etwas Wasser verdünnt einnehmen.

HALTBARKEIT

Lichtgeschützt bei Raumtemperatur gelagert 1 Jahr

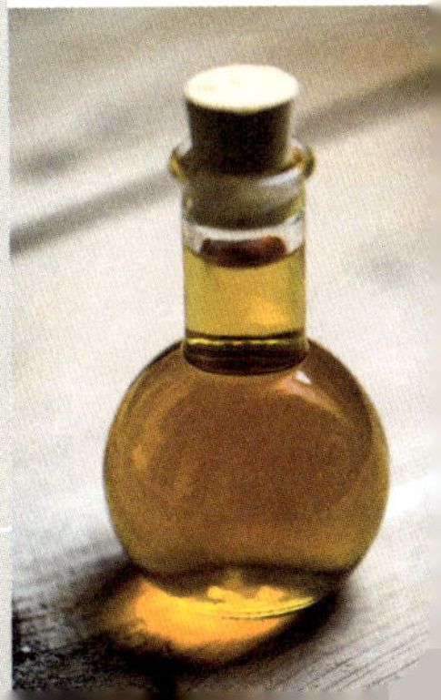

Krampflösender Unterleibswickel

Warum hilft dieser Wickel bei Krämpfen?

Bereits die Wärme des Wickels führt zu krampflösenden und entspannenden Effekten. Kamille wirkt entzündungshemmend, Melisse entspannend und beruhigend. Die äußerliche Anwendung von Frauenmantelkraut und Taubnesselblüten bei Menstruationsbeschwerden entstammt der Volksmedizin. Eine eingehende wissenschaftliche Erforschung fand hier noch nicht statt.

Vorsicht!

Bei einer Allergie gegen Korbblütler sollte man auf Kamille verzichten.

Zutaten:

- 30 g Kamillenblüten
- 30 g Melissenblätter
- 20 g Frauenmantelkraut
- 20 g Taubnesselblüten

ZUBEREITUNG

Die grob zerkleinerten Pflanzen in eine Schüssel geben, gut durchmischen und in lichtundurchlässige Teesäckchen oder in eine Teedose füllen. 3 Esslöffel der Mischung mit 200 ml kochendem Wasser übergießen und 10 Minuten ziehen lassen. Den Auszug abfiltrieren und auf Körpertemperatur abkühlen lassen. Ein Tuch damit tränken und einen Wickel am Unterbauch durchführen (siehe Tipps auf S. 11).

TIPP

Auf den Wickel kann man zusätzlich eine Wärmflasche legen. Nach dem Anlegen eines Unterleibswickels sollte unbedingt eine Ruhezeit eingelegt werden.

TAGESDOSIERUNG

Bei krampfartigen Menstruationsbeschwerden den warmen Wickel abends 15 Minuten auflegen.

HALTBARKEIT

Teemischung: lichtgeschützt bei Raumtemperatur gelagert 1 Jahr; Auszug: zum sofortigen Gebrauch gedacht

Zeitaufwand:
30 Minuten

Kurioses: Bereits der lateinische Name der Kamille *Matricaria* (lat. *matrix* = Gebärmutter) zeugt von der jahrhundertelangen Anwendung in der Frauenheilkunde.

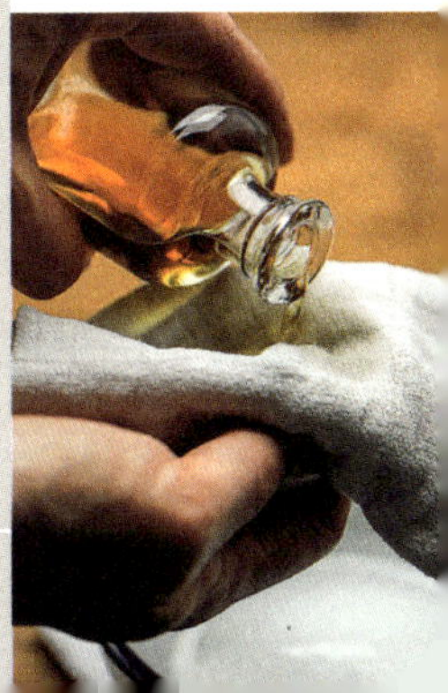

Kalte Brustwickel nach Kneipp

Warum hilft dieser Brustwickel bei PMS?

Die Kälte, die durch den Brustwickel übertragen wird, verringert das Spannungsgefühl in den Brüsten. Außerdem verstärkt der Wickel die Durchblutung. Weil man während der Durchführung auch noch eine Ruhephase einhält, kommt es zu krampflösenden und entspannenden Effekten. So werden leichte Schmerzen verringert und die Lebensqualität wird in diesen belastenden Tagen wieder angehoben.

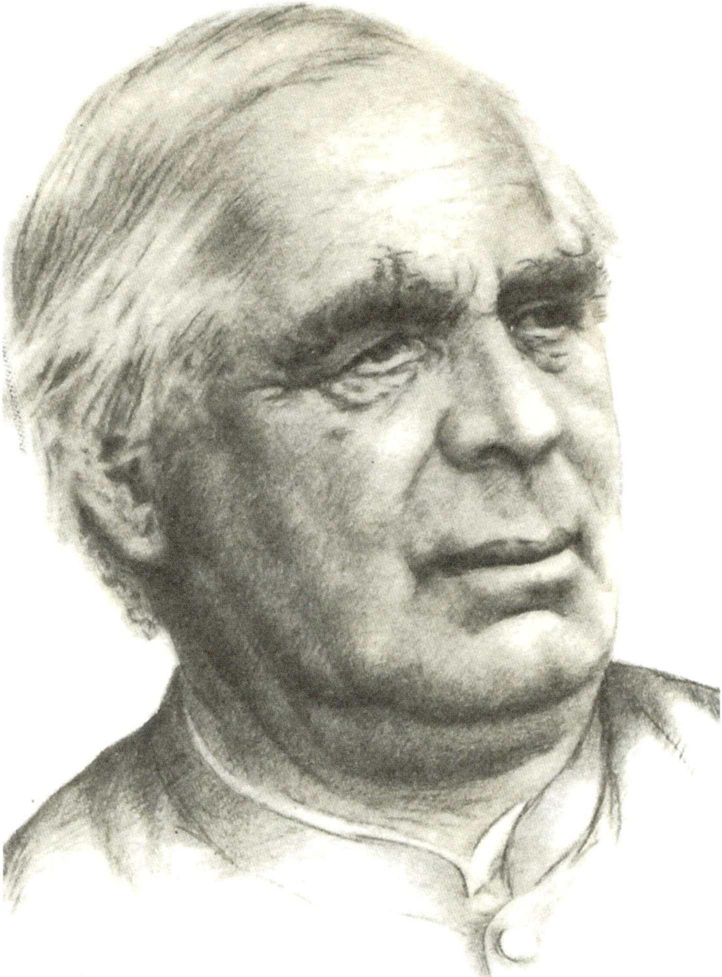

Vorsicht!

Bei schweren Herz-Kreislauf-Erkrankungen, fiebrigen Infekten oder in geschwächtem Zustand sollte man auf zu kalte Wasseranwendungen verzichten. Außerdem sollte man nicht zu kalt beginnen und die Anwendung nur schrittweise intensivieren. Bevor man den Wickel durchführt, darf einem nicht kalt sein. Außerdem darf der Wickel die Atmung nicht behindern, er sollte also nicht zu fest angelegt werden.

DURCHFÜHRUNG

Den Wickel im Liegen auf dem nackten Oberkörper anbringen. Zuerst ein großes Tuch (ca. 40 × 60 cm) mit kühlem Wasser (ca. 18–25 °C) tränken und leicht auswringen. Dieses Innentuch auf ein Handtuch (Zwischentuch) legen und beide zusammen auf den oberen Brustbereich auflegen. Der Wickel sollte von der Achselhöhle bis zum Ende des Rippenbogens reichen, den vorderen Oberkörper ganz umschließen und faltenfrei an Brust und Rücken aufliegen. Den Wickel mit einem Molton- oder Baumwolltuch abschließen und sich am besten noch mit einer Bettdecke zudecken.

TIPP

Wie bei anderen Wasseranwendungen nach Kneipp sollte man auch hier nach der Anwendung ruhen und sich durch gedämpftes Licht oder angenehme Musik eine entspannende Atmosphäre schaffen.

TAGESDOSIERUNG

Den kalten Brustwickel bei Spannungsgefühl in den Brüsten 1-mal täglich für ca. 1 Stunde anlegen.

Zeitaufwand: 1 Stunde

Kurioses: Kneipp empfahl den kühlen Wickel auch bei Erkältungskrankheiten.

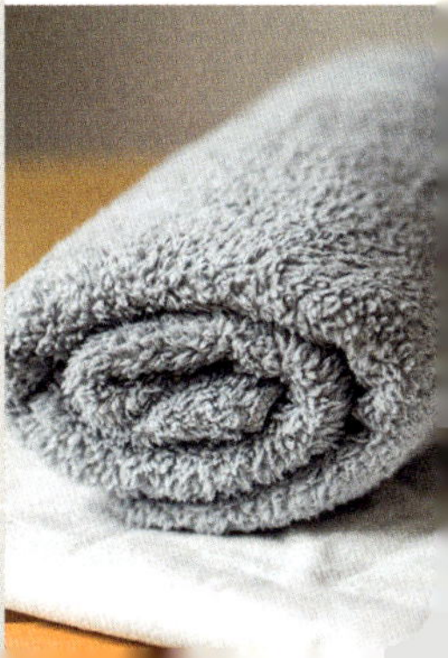

Ansteigendes Fußbad

Warum wirkt dieses Fußbad krampflösend?

Erfahrungen mit der Wassertherapie nach Kneipp zeigen, dass ein warmes Fußbad auch entspannende und krampflösende Effekte im Unterbauch auslösen kann. Besonders bei Menstruationsbeschwerden kann es so krampfartige Schmerzen bessern.

Vorsicht!

Verwenden Sie angenehm warmes, aber nicht zu heißes Wasser (Verbrennungsgefahr). Bei schweren Venen- oder Herzerkrankungen, einem diabetischen Fuß oder anderen Missempfindungen an den Beinen sollte man keine heißen Fußbäder durchführen. Warme Fußbäder können die Menstruationsblutung verstärken.

DURCHFÜHRUNG

Eine kleine Wanne mit ca. 34 °C warmem Badewasser füllen. Dann die Füße ins Badewasser geben und langsam wärmeres Wasser nachschütten, sodass die Temperatur innerhalb von 20 Minuten auf etwa 40 °C ansteigt. Dann noch 5 Minuten bei dieser Temperatur verbleiben. Anschließend gut abtrocknen und warme Socken anziehen. Nach dem Fußbad sollte man sich hinlegen und ausruhen.

TIPP

Die Anwendung vor dem Schlafengehen ist besonders sinnvoll, denn durch die entspannende Wirkung des Fußbades wird man müde.

TAGESDOSIERUNG

Das ansteigende Fußbad 1-mal täglich bei krampfartigen Menstruationsschmerzen am besten abends durchführen.

Zeitaufwand:
25 Minuten

Kurioses: Das ansteigende Fußbad macht uns auch widerstandsfähiger: Es verbessert indirekt die Durchblutung der Nasenschleimhaut. Das hindert Krankheitserreger am Eindringen.

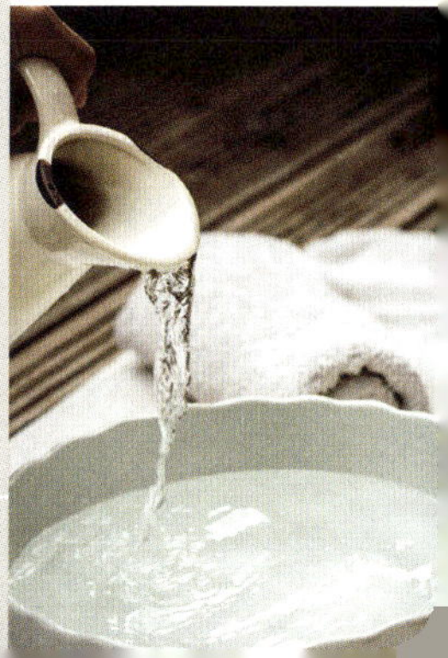

Ausfluss

>

DIE SELBSTBEHANDLUNG BEI WEISSFLUSS *(Fluor albus)* sollte nur bei kurzfristigen und milden Beschwerden erfolgen. Bei einem Verdacht auf organische Ursachen oder Infektionen sind die Grenzen der Selbstmedikation erreicht und es muss ein Gynäkologe aufgesucht werden.

In der europäischen Volksheilkunde gilt vor allem der wässrige Auszug aus Taubnesselblüten, sowohl bei innerlicher als auch bei äußerlicher Anwendung als effektives Heilmittel gegen Ausfluss.

Wann sollten Sie unbedingt zum Arzt?

- wenn sich die Beschwerden innerhalb weniger Tage nicht bessern
- bei erstmaligem Auftreten der Beschwerden
- bei gleichzeitig auftretenden Schmerzen
- bei starkem Juckreiz
- bei Verdacht auf organische Ursachen
- bei übel riechendem Ausfluss

Sitzbad bei Ausfluss

Warum hilft dieses Sitzbad bei Ausfluss?

Eichenrinde und Frauenmantel enthalten Gerbstoffe. Diese bilden eine Schutzschicht mit den obersten Hautschichten der Schleimhäute und dichten diese gegen äußere Einflüsse ab. Die Taubnesselblüten entfalten leicht entzündungshemmende Effekte. Inwieweit hier noch andere Wirkungen zum Tragen kommen, ist aufgrund fehlender Untersuchungen schwer zu beurteilen. Die Anwendung beruht auf langjährigen Erfahrungen der europäischen Volksmedizin.

Vorsicht!

Das Sitzbad darf nicht zu heiß angewandt werden und sollte ca. 37 °C betragen.

Zutaten:

- 50 g Taubnesselblüten
- 30 g Eichenrinde
- 20 g Frauenmantelkraut

Zeitaufwand:
30 Minuten

ZUBEREITUNG

Die Taubnesselblüten, die Eichenrinde und das Frauenmantelkraut mit ca. 2 l Wasser überbrühen und 10 Minuten leicht köcheln lassen. Anschließend abfiltrieren. Sobald der Auszug auf Körpertemperatur abgekühlt ist, diesen in das Sitzbad (ca. 20 l Wasser) geben.

Kurioses: In der Volksmedizin sind es vor allem die weißen Taubnesselblüten, denen eine effektive Wirkung bei Ausfluss nachgesagt wird.

TIPP

Um die Wiederherstellung der natürlichen Vaginalflora zu beschleunigen, sollte man in Apotheken erhältliche Bakterienpräparate mit *Lactobacillus* anwenden.

TAGESDOSIERUNG

Bei Ausfluss 1-mal täglich ein Sitzbad bereiten.

HALTBARKEIT

Zum sofortigen Gebrauch gedacht

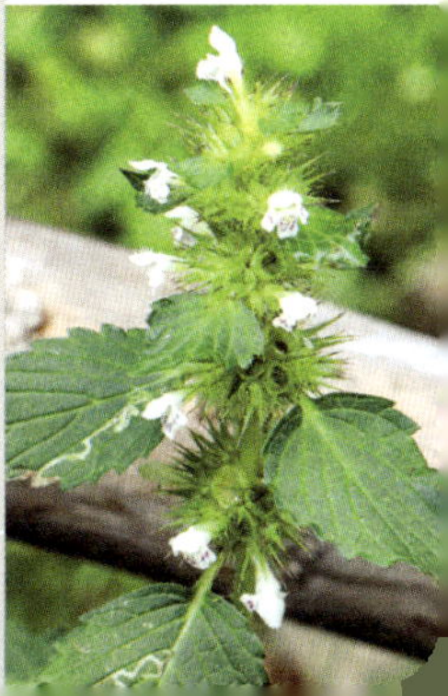

Unterstützende Teemischung bei Ausfluss

Warum hilft diese Teemischung bei Ausfluss?

Aufgrund fehlender Untersuchungen lässt sich ein möglicher Wirkmechanismus nicht erklären.
In der Volksmedizin aber wird diesen Heilpflanzen – vor allem Taubnesselblüten – seit Jahrhunderten sowohl bei der Anwendung als Sitzbad als auch bei der innerlichen Anwendung eine effektive Wirkung bei Ausfluss nachgesagt.

Vorsicht!

Bei einer Allergie gegen Korbblütler sollte man auf Schafgarbe verzichten.

Zutaten:

- 40 g Taubnesselblüten
- 30 g Schafgarbenkraut
- 30 g Ackerschachtelhalmkraut

ZUBEREITUNG

Die grob zerkleinerten Pflanzen nacheinander in eine Schüssel geben und die Zutaten gut durchmischen. Dann die Teemischung in lichtundurchlässige Teesäckchen oder in eine Teedose abfüllen.

TIPP

Das Trinken der Teemischung sollte mit dem Sitzbad (S. 46) kombiniert werden.

TAGESDOSIERUNG

Pro Tasse 1 Esslöffel der Teemischung 5 Minuten ziehen lassen. Bei Ausfluss 2- bis 3-mal täglich 1 Tasse davon trinken.

HALTBARKEIT

Lichtgeschützt bei Raumtemperatur gelagert 1 Jahr

Zeitaufwand:
15 Minuten

Kurioses: In der Volksheilkunde wird bei Ausfluss auch der Gebrauch von nierenanregenden Teemischungen empfohlen.

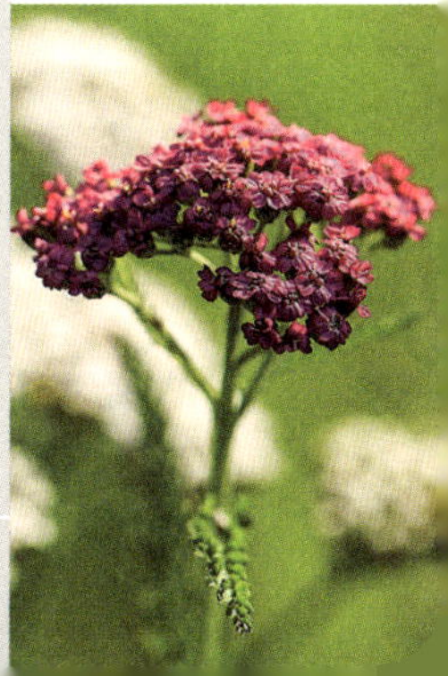

Badesalz bei Vaginal-infektionen *(Candida)*

Warum hilft dieses Badesalz bei Vaginalinfektionen?

Teebaumöl wirkt gegen diverse Keime und wird seit Jahrzehnten bei Pilzerkrankungen verwendet. Auch Thymian wirkt antimikrobiell, ebenso wie Rosenöl. Letzteres unterstützt außerdem die Wundheilung und die Regeneration der Schleimhaut.

Vorsicht!

Wenden Sie dieses Badesalz nach ärztlicher Konsultation und nur unterstützend zu einer ärztlichen Therapie an. Schwangere sollten auf Thymian- und Teebaumöl verzichten. Da die hautreizende Wirkung von Teebaumöl mit zunehmender Lagerzeit zunimmt, sollte es immer wieder erneuert werden.

Zutaten:

- 50 g grobes Salz
- 30 Tropfen ätherisches Teebaumöl
- 15 Tropfen ätherisches Rosenöl
- 15 Tropfen ätherisches Thymianöl

ZUBEREITUNG

Das Salz in einen kleinen Mörser geben. Die ätherischen Öle nacheinander auftropfen. Dann alles kräftig mit einem Pistill durchmischen und das Salz in ein dunkles, gut verschließbares Glas abfüllen.

TIPP

Das ätherische Thymianöl sollte vom Chemotyp *Thymol* stammen (wird so im Handel gekennzeichnet).
Es besitzt die für diese Anwendung optimale Zusammensetzung an antimikrobiellen Substanzen.

TAGESDOSIERUNG

Bei leichten Symptomen von Vaginalinfektionen, wie etwa Juckreiz, 1-mal täglich 1 Esslöffel des Badezusatzes für ein Sitzbad in ca. 20 l Wasser geben. Das Sitzbad sollte nicht zu heiß sein (ca. 37 °C) und etwa 15 Minuten dauern.

HALTBARKEIT

Lichtgeschützt bei Raumtemperatur gelagert 1 Monat

Zeitaufwand:
15 Minuten

Kurioses: Obwohl Thymian in der europäischen Volksheilkunde seit der Antike bei Frauenleiden, unter anderem bei Menstruationsbeschwerden, verwendet wird, wurde die Pflanze im Hinblick auf diese Anwendungen bis heute nicht untersucht.

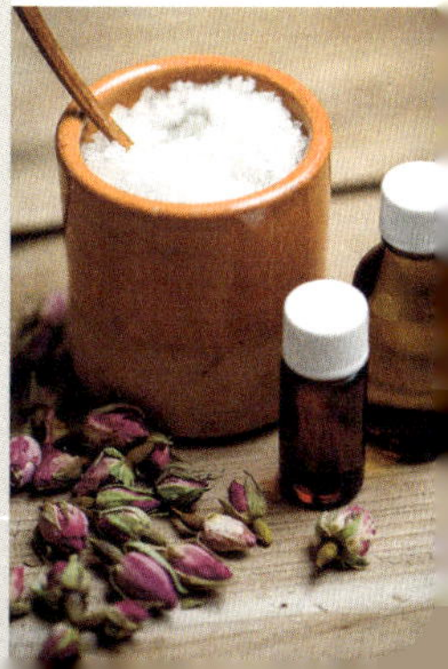

Unerfüllter Kinderwunsch

NEBEN ANATOMISCHEN PROBLEMEN, Zyklusanomalien, Stress sowie Unter- oder Übergewicht gibt es eine Reihe weiterer Faktoren, die die Fruchtbarkeit beeinflussen können. Der heute statistisch viel später einsetzende Kinderwunsch führt zwangsläufig zu einer Verstärkung dieser Problematik, da die Fruchtbarkeit mit zunehmendem Alter abnimmt. Paare sollten auch nicht zu lange damit warten, professionelle Hilfe bei Gynäkologen und in Kinderwunschkliniken zu suchen.

Wann sollten Sie unbedingt zum Arzt?

- bei bereits seit Längerem bestehender ungewollter Kinderlosigkeit

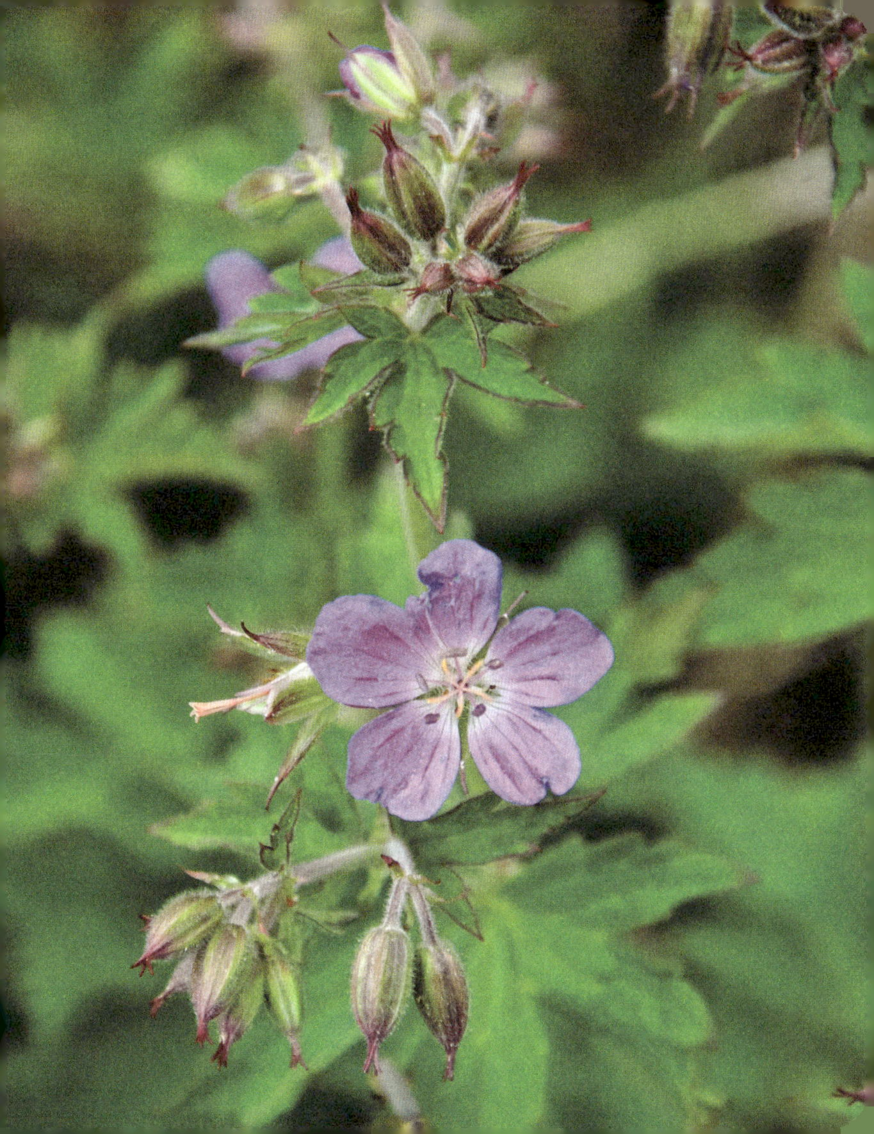

„Kinderbringer"-Tee

Warum hilft diese Teemischung bei Unfruchtbarkeit?

Die Anwendung dieser Teemischung beruht ausschließlich auf Erfahrungen aus der Volksmedizin und ihre Wirkung wurde bisher nicht wissenschaftlich untersucht.

Vorsicht!

Für Storchschnabel und Beifuß gibt es keine Untersuchungen hinsichtlich der Anwendung und der Risiken in der Frühschwangerschaft. Deshalb sollte man die Teemischung beim Verdacht auf eine bereits bestehende Schwangerschaft nicht mehr trinken.

Zutaten:

- 40 g Storchschnabelkraut
- 40 g Frauenmantelkraut
- 20 g Beifußkraut

ZUBEREITUNG

Die grob zerkleinerten Pflanzen nacheinander in eine Schüssel geben und die Zutaten gut durchmischen. Dann die Teemischung in lichtundurchlässige Teesäckchen oder in eine Teedose abfüllen.

TIPP

Bei Kinderlosigkeit empfiehlt es sich, auch den Vitamin-D-Spiegel prüfen zu lassen. Vitamin-D-Mangel wird nämlich mit Unfruchtbarkeit in Zusammenhang gebracht.

TAGESDOSIERUNG

Pro Tasse 1 Esslöffel der Teemischung 5 Minuten ziehen lassen. Volksmedizinischen Quellen folgend in den Tagen rund um den Eisprung 1- bis 2-mal täglich jeweils 1 Tasse trinken.

HALTBARKEIT

Lichtgeschützt bei Raumtemperatur gelagert 1 Jahr

Zeitaufwand:
15 Minuten

Kurioses: In der Volksmedizin wird dieser Tee bei Kinderwunsch für die Frau und den Mann gleichermaßen empfohlen.

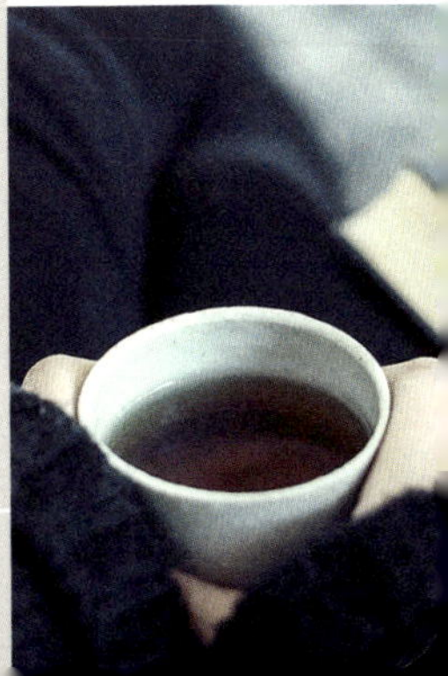

Unterstützendes Sitzbad bei Unfruchtbarkeit

Warum hilft dieses Sitzbad bei unerfülltem Kinderwunsch?

Aufgrund fehlender Untersuchungen lässt sich ein möglicher Wirkmechanismus nicht erklären. In der Volksmedizin und Mythologie Europas wird den verwendeten Pflanzen ein Einfluss auf die Fruchtbarkeit nachgesagt.

Vorsicht!

Das Sitzbad darf nicht zu heiß angewandt werden und sollte ca. 37 °C betragen.

Zutaten:

- 40 g Frauenmantelkraut
- 30 g Storchschnabelkraut
- 30 g Thymiankraut

Zeitaufwand:
30 Minuten

ZUBEREITUNG

Die Kräuter mit ca. 2 l Wasser überbrühen und 10 Minuten ziehen lassen. Anschließend abfiltrieren. Sobald der Auszug auf Körpertemperatur abgekühlt ist, diesen in das Sitzbad (ca. 20 l Wasser) geben.

Kurioses: In Niederösterreich nennt man Frauenmantel auch Fruchtbarkeitskräutl.

TIPP

Bei Kinderlosigkeit sollte man auch Stress reduzieren, da er eine Schwangerschaft zusätzlich erschwert.

TAGESDOSIERUNG

Bei ungewollter Kinderlosigkeit in den Tagen rund um den Eisprung 1-mal täglich ein Sitzbad bereiten.

HALTBARKEIT

Zum sofortigen Gebrauch gedacht

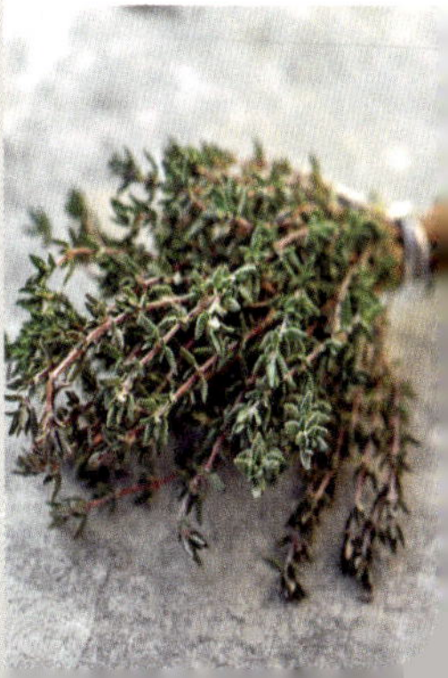

Schwangerschafts-beschwerden

>

IM ZUGE DER STARKEN KÖRPERLICHEN VERÄNDERUNGEN der werdenden Mutter kommt es häufig zu mehreren Beschwerdebildern wie Sodbrennen, Übelkeit, Verstopfung oder Venenproblemen. Auch hier basiert die Anwendung von pflanzlichen Heilmitteln auf der langjährigen Erfahrung von Hebammen und Gynäkologen. Wissenschaftliche Untersuchungen fehlen häufig.

In jedem Fall sollte man während der Schwangerschaft auf eine ausreichende Versorgung mit Folsäure (besonders in den ersten Schwangerschaftswochen) sowie mit Jod und Eisen achten.

Wann sollten Sie unbedingt zum Arzt?

Jegliche Beschwerden in der Schwangerschaft sollten immer zuerst von einem Arzt abgeklärt werden.

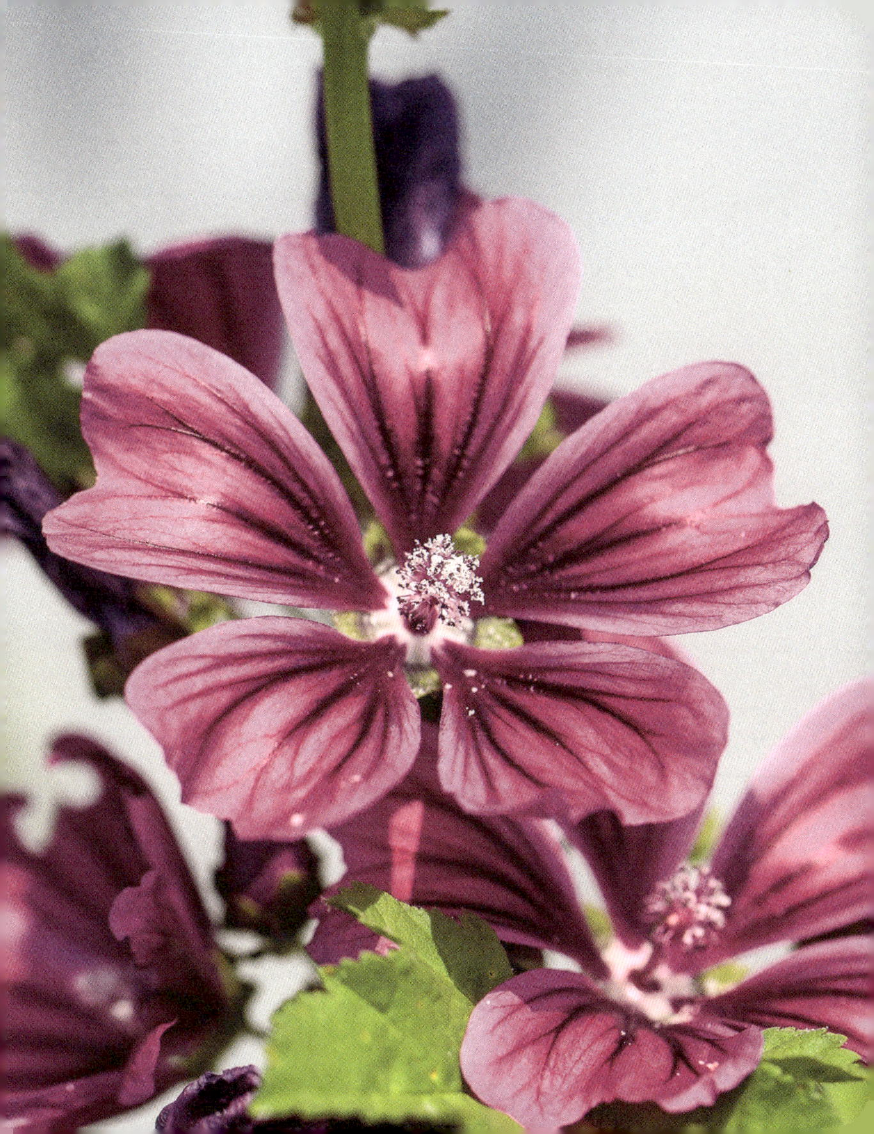

Teemischung bei Sodbrennen

Warum hilft diese Teemischung bei Sodbrennen?

Malvenblätter enthalten Schleimstoffe, die sich an die irritierten Schleimhäute legen und dadurch vor weiteren Irritationen schützen. Wässrige Zubereitungen aus Kamillenblüten enthalten entzündungshemmende und krampflösende Stoffe und können diese Beschwerden ebenfalls abmildern. Melissenblätter wirken entspannend sowie entkrampfend und werten diese Teemischung auch geschmacklich auf.

Vorsicht!

Bei einer Allergie gegen Korbblütler sollte man auf Kamille verzichten.

Zutaten:

- 50 g Malvenblätter
- 30 g Kamillenblüten
- 20 g Melissenblätter

Zeitaufwand:
15 Minuten

ZUBEREITUNG

Die grob zerkleinerten Pflanzen nacheinander in eine Schüssel geben und die Zutaten gut durchmischen. Dann die Teemischung in lichtundurchlässige Teesäckchen oder in eine Teedose abfüllen.

Kurioses: Früher glaubte man, dass Frauen, die in der Schwangerschaft an Sodbrennen leiden, eher einen Jungen bekommen.

TIPP

Mehrere kleine Mahlzeiten sind magenfreundlicher und verursachen seltener Sodbrennen als wenige üppige Mahlzeiten.

TAGESDOSIERUNG

Pro Tasse 1 Esslöffel der Teemischung 10 Minuten ziehen lassen. Bei Sodbrennen 1- bis 2-mal täglich langsam und schluckweise 1 Tasse trinken.

HALTBARKEIT

Lichtgeschützt bei Raumtemperatur gelagert 1 Jahr

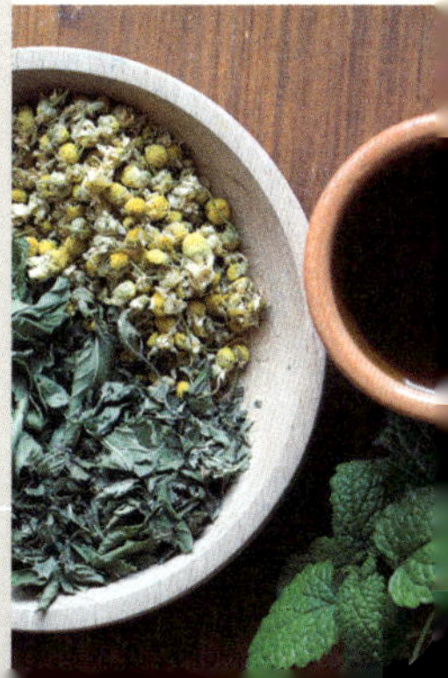

Teemischung bei Schwangerschafts-erbrechen

Warum hilft dieser Tee bei Schwangerschaftserbrechen?

Ingwer regt die bei Übelkeit verkrampften Magen-Darm-Bewegungen wieder an und dämpft den Brechreiz. Zusätzlich fördern die enthaltenen Scharfstoffe, die sogenannten Gingerole, die Verdauungstätigkeit. Melissenblätter wirken entspannend und entkrampfend und werten diese Teemischung auch geschmacklich auf.

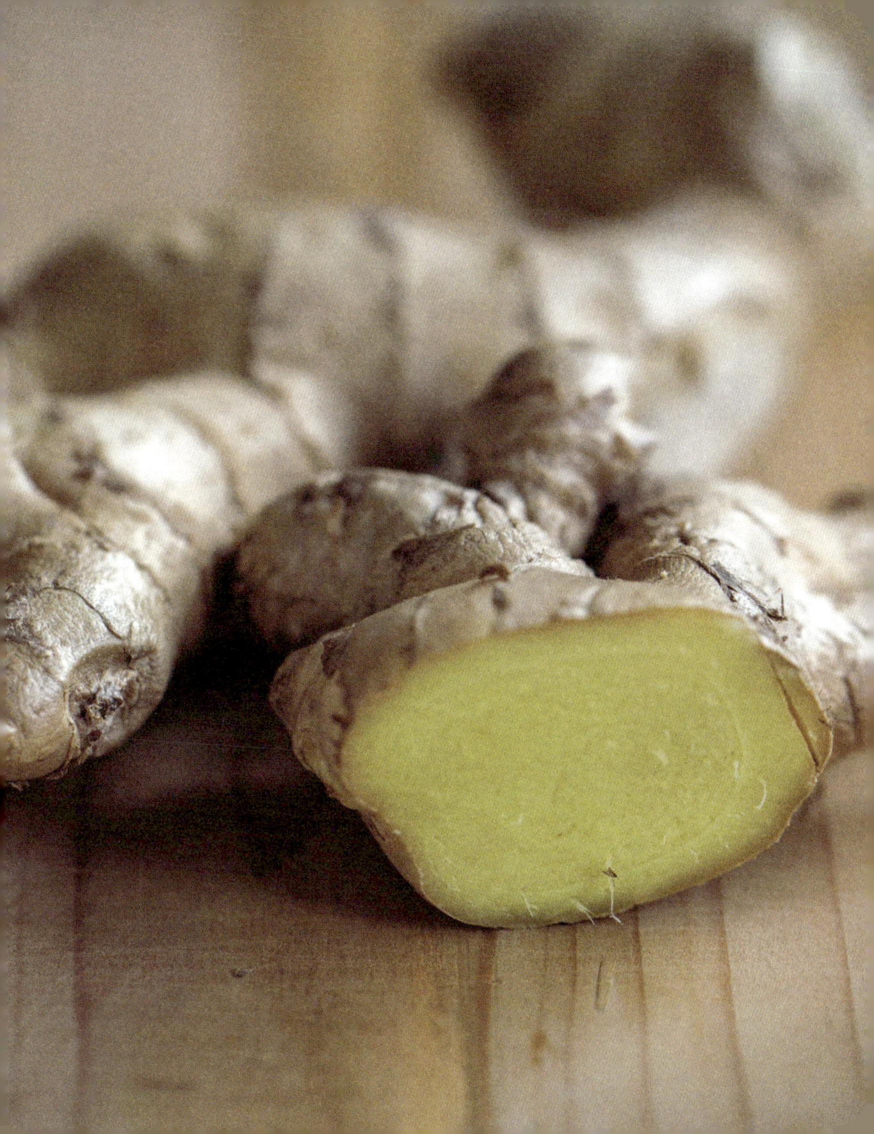

Vorsicht!

Die Anwendung von Ingwer ist in der Schwangerschaft zwar vertretbar, doch sollte sie nur kurzfristig erfolgen. Ingwer wirkt außerdem gallentreibend und sollte deshalb bei Gallensteinen nicht angewandt werden, da er das Krankheitsbild verschlechtern kann.

Zutaten:

- 50 g getrocknete Ingwerwurzel
- 50 g Melissenblätter

ZUBEREITUNG

Die grob zerkleinerten Zutaten nacheinander in eine Schüssel geben und gut durchmischen. Dann die Teemischung in lichtundurchlässige Teesäckchen oder in eine Teedose abfüllen.

TIPP

Auch das Trinken von 1 Tasse Pfefferminztee kann bei Schwangerschaftsübelkeit helfen.

TAGESDOSIERUNG

Pro Tasse 1 Teelöffel der Teemischung 10 Minuten leicht köcheln lassen. Bei Übelkeit 1-mal täglich 1 Tasse trinken.

HALTBARKEIT

Lichtgeschützt bei Raumtemperatur gelagert 1 Jahr

Zeitaufwand:
15 Minuten

Kurioses: Früher glaubte man, dass Frauen, die in der Schwangerschaft unter Übelkeit leiden, eher ein Mädchen bekommen.

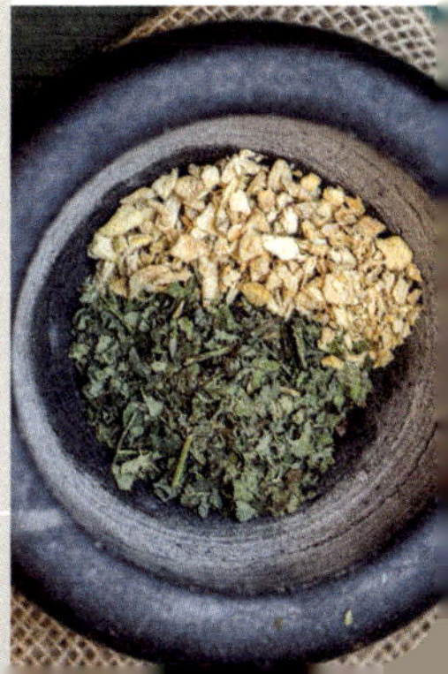

Quellende Leinsamen gegen Verstopfung

Warum helfen Leinsamen gegen Verstopfung?

Leinsamen enthalten Schleimstoffe und hohe Mengen an Ballaststoffen. Mit dem zugeführten Wasser quellen sie im Darm auf, was das Darmvolumen erhöht und den Darm dehnt. Auf diese Weise verursachen sie einen stuhlauslösenden Reiz und eine verstärkte Darmtätigkeit. Der Stuhl wird weicher und eine leichte Verstopfung beseitigt. Das kann auch beim Abheilen von Hämorrhoiden hilfreich sein.

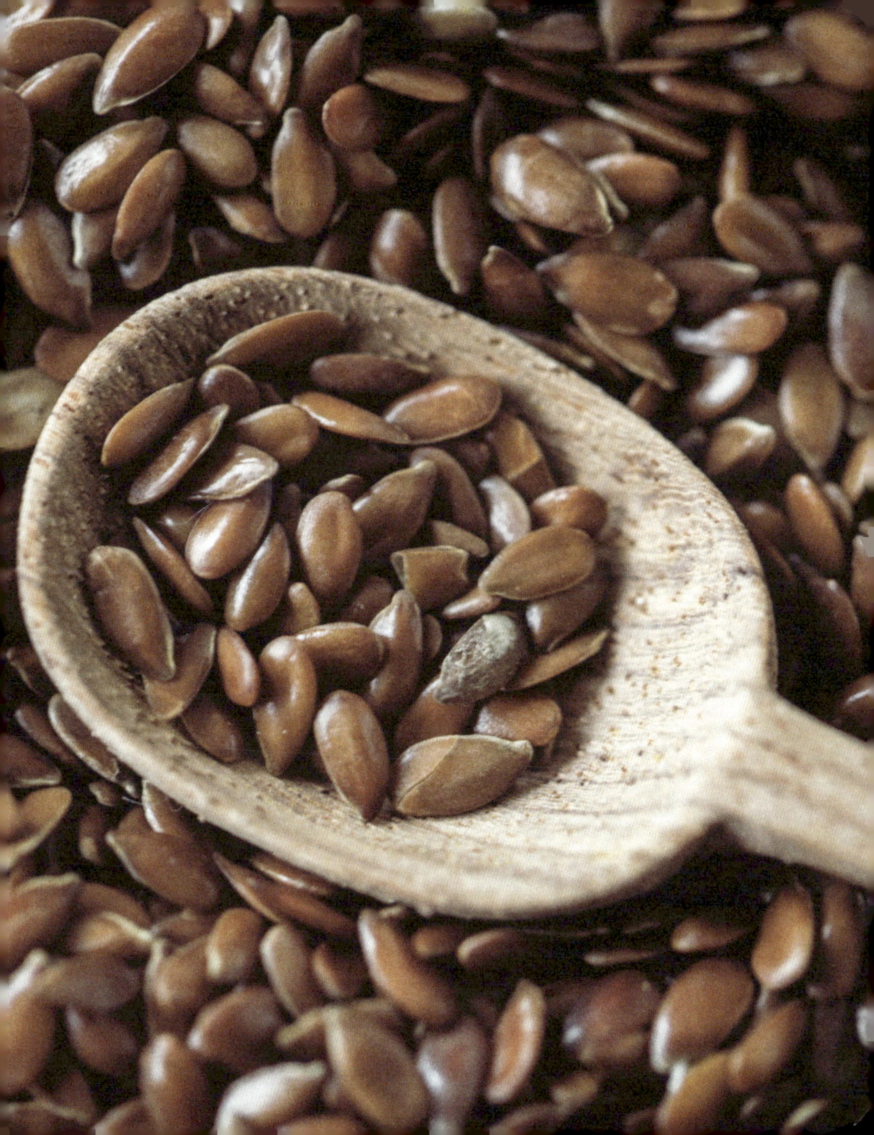

Vorsicht!

In erster Linie sollte einer Verstopfung durch eine ballaststoffreiche Ernährung (Vollkorn, Gemüse), ausreichend Flüssigkeitszufuhr und körperliche Bewegung vorgebeugt werden. Der Gebrauch von Leinsamen sollte erst nach ärztlicher Abklärung und nur gelegentlich erfolgen. Essen Sie Leinsamen in einem Abstand von mindestens 2 Stunden zu eventuell eingenommenen Medikamenten, um eine mögliche Wirkverzögerung zu vermeiden.

Zutaten:

- 10 g Leinsamen
- 250 ml Wasser

Zeitaufwand:
5 Minuten

ZUBEREITUNG

Leinsamen in 1 Glas Wasser geben, kurz umrühren und trinken. Alternativ die Leinsamen unter das Essen mischen und 1 großes Glas Wasser nachtrinken.

TIPP

Vor allem der in der Schwangerschaft erhöhte Flüssigkeitsbedarf (mindestens 2 l pro Tag) sollte nicht unterschätzt werden. Auch die ausreichende Versorgung mit Elektrolyten sollte man mit dem Gynäkologen abklären.

TAGESDOSIERUNG

1- bis 2-mal täglich 1 Esslöffel Leinsamen mit 1 Glas Wasser einnehmen, am besten zwischen den Mahlzeiten.

HALTBARKEIT

Eingeweicht in Wasser zum sofortigen Gebrauch gedacht, lichtgeschützt bei Raumtemperatur gelagert 1 Jahr

Kurioses: Nimmt man in den Wochen vor der Geburt regelmäßig Leinsamen zu sich, soll das laut Volksmedizin die Geburt erleichtern.

Knieguss nach Kneipp bei Venenbeschwerden

Warum hilft der Knieguss bei Venenbeschwerden?

Das kalte Wasser kann schwere Beine und leichte Schwellungen lindern. Die Reize durch das kalte Wasser verhelfen dem Organismus zudem zu einer verstärkten Anpassung. Der Körper reagiert zuerst auf die Abkühlung durch das Wasser: Die Blutgefäße ziehen sich zusammen, um die Auskühlung zu vermindern. Danach weiten sie sich, um die Durchblutung und damit die Erwärmung des Gewebes zu verstärken. Regelmäßig angewandt, führt dieser Knieguss also zu stärkeren Gefäßen.

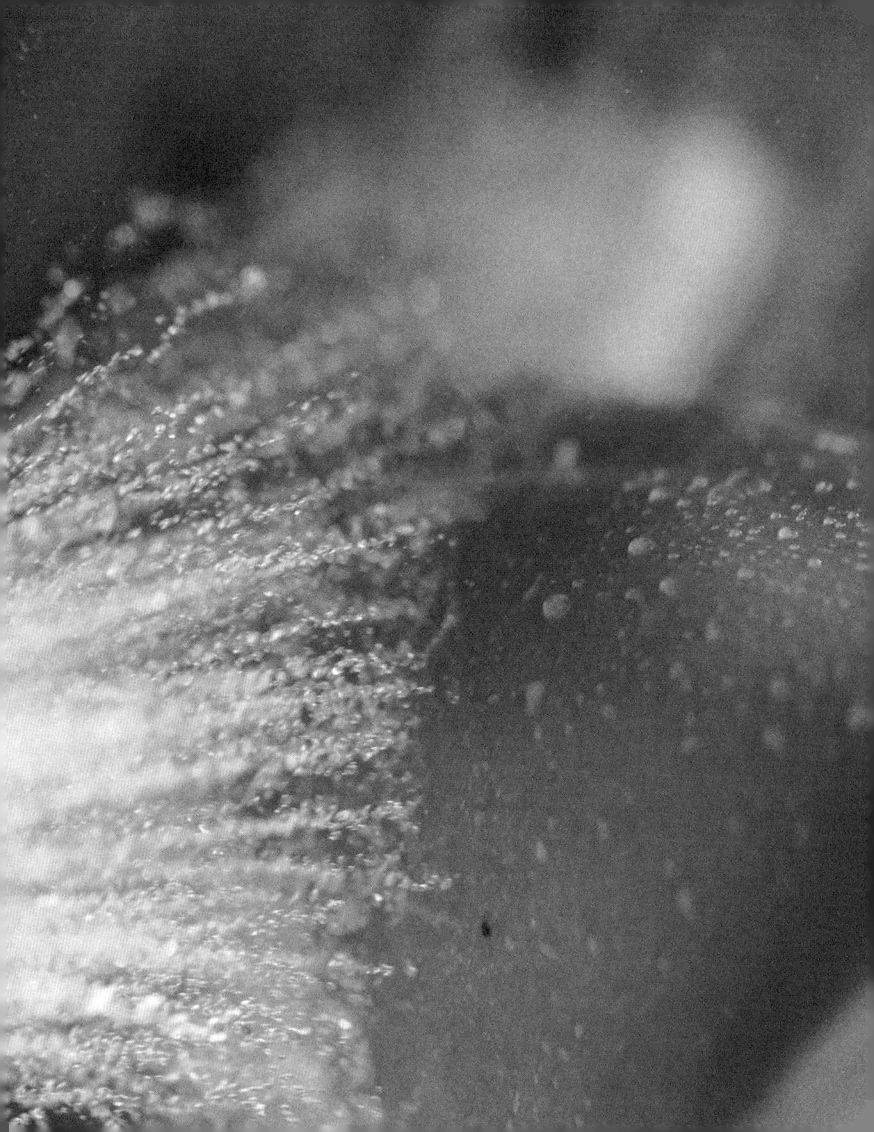

Vorsicht!

Bei schweren Herz-Kreislauf-Erkrankungen, fiebrigen Infekten oder in geschwächtem Zustand sollte man auf zu kalte Wasseranwendungen verzichten. Außerdem sollte man langsam, also nicht zu kalt, beginnen und die Anwendung nur schrittweise intensivieren. Bevor man mit der Anwendung beginnt, darf einem nicht kalt sein.

DURCHFÜHRUNG

Die Handbrause nehmen und den kalten Wasserstrahl auf den kleinen Zeh des rechten Fußes richten. Nun den Wasserstrahl an der Außenseite des Beines bis zur Kniekehle führen. Hier den Wasserstrahl zuerst an der Kniekehle, dann an der Vorderseite des Knies 3-mal hin und her führen. Den Wasserstrahl dann an der Innenseite des Beines wieder zum Fuß führen. Den Guss am linken Bein in gleicher Weise durchführen und anschließend auch noch die beiden Fußsohlen begießen. Das Wasser am Ende nur abstreifen, nicht abtrocknen. Lediglich die Zehen und die Zehenzwischenräume wegen der Gefahr einer Fußpilzerkrankung abtrocknen.

TIPP

Kompressionsstrümpfe und das regelmäßige Hochlagern der Beine können die Beschwerden ebenfalls lindern.

TAGESDOSIERUNG

Bei schweren oder auch geschwollenen Beinen den Knieguss 1-mal täglich mit jeweils 2 Durchgängen durchführen.

Zeitaufwand:
10 Minuten

Kurioses: Mit dem kalten Knieguss kann man nicht nur Venenbeschwerden verbessern, sondern auch das Immunsystem etwas stärken.

Geburtsvorbereitung

>

ES GIBT ZAHLREICHE HEILPFLANZEN, die sich aufgrund langjähriger Erfahrungen zur Geburtsvorbereitung eignen und von denen keine Nebenwirkungen bekannt sind. Seit jeher zielt man darauf ab, die Gebärmutter zu stärken und den Muttermund zu erweichen, um eine reibungslose Geburt zu ermöglichen.

Wann sollten Sie unbedingt zum Arzt?

Maßnahmen zur Geburtsvorbereitung sollten immer zuerst mit einer Hebamme oder einem Gynäkologen abgeklärt werden und nur mit deren Zustimmung erfolgen.

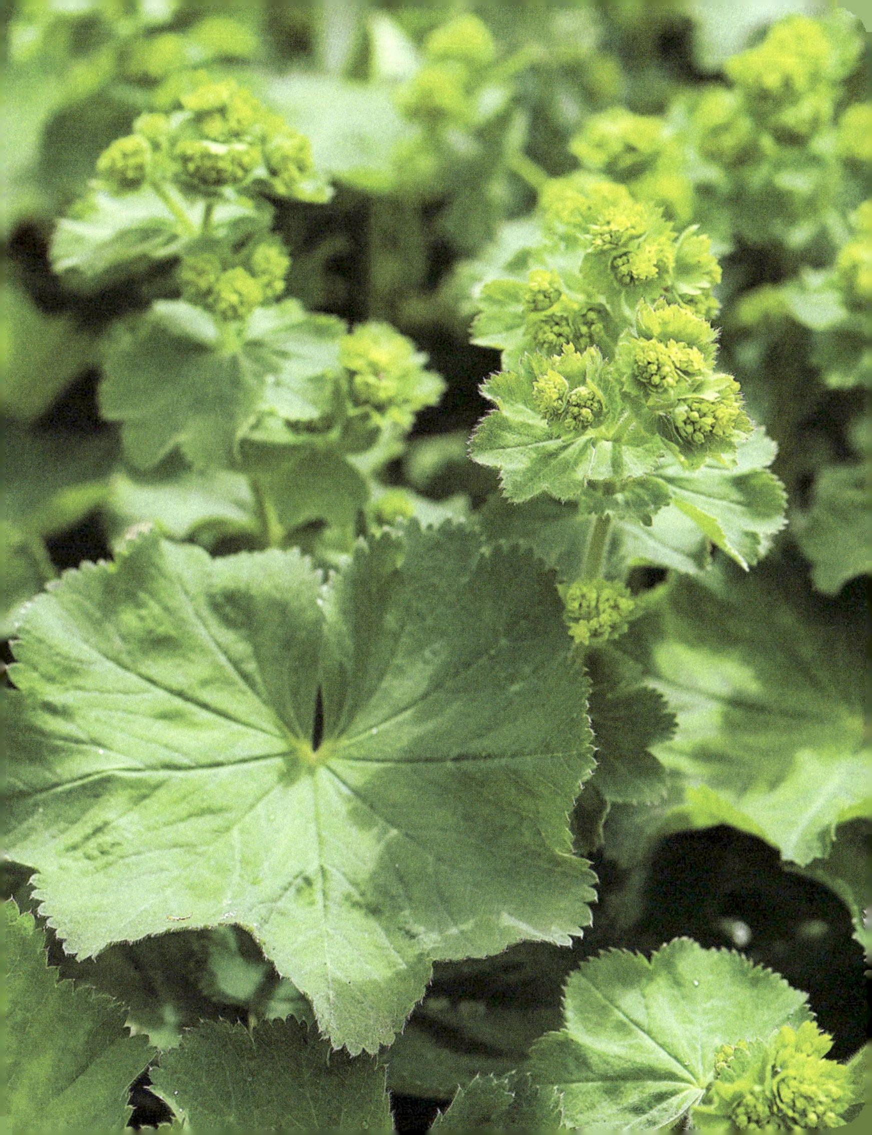

Ölmischung gegen Schwangerschaftsstreifen

Warum beugt dieses Öl Schwangerschaftsstreifen vor?

Schwangerschaftsstreifen entstehen, wenn die elastischen Fasern der Unterhaut durch Überdehnung reißen. Durch zupfartige Massagen kann man die Durchblutung steigern und das Bindegewebe stärken. Das hautfreundliche und geschmacksneutrale Jojobaöl eignet sich besonders gut als Trägeröl. Es zieht zudem schnell ein und gibt der Haut ein lang anhaltendes, angenehmes Feuchtigkeitsgefühl. Weizenkeimöl enthält hohe Mengen an Vitamin E, wodurch die Haut weich und geschmeidig wird. Lavendelöl verstärkt ebenfalls die Fähigkeit der Haut zur Regeneration und verleiht der Ölmischung eine angenehme Duftnote.

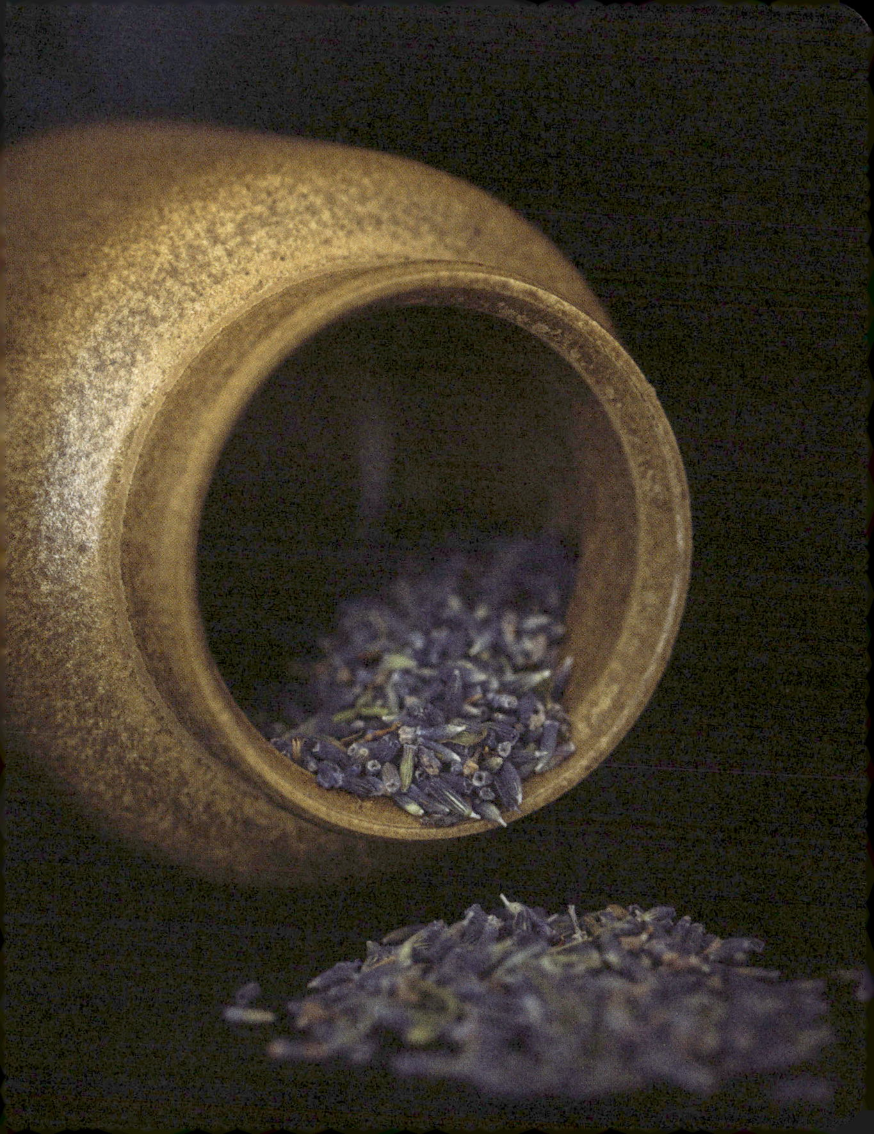

Vorsicht!

Kräftiges Einreiben oder Massieren quer über den Bauch sollte man vermeiden und den Bereich oberhalb des Schambeines generell aussparen, da dies wehenverstärkend wirken kann. In den letzten 4 Schwangerschaftswochen sollte das Öl überhaupt nicht mehr einmassiert, sondern nur noch aufgetragen werden.

Zutaten:

- 60 ml Jojobaöl
- 40 ml Weizenkeimöl
- 3 Tropfen ätherisches Lavendelöl

ZUBEREITUNG

Zuerst das Jojoba- und das Weizenkeimöl in ein Becherglas geben und anschließend das Lavendelöl hinzutropfen. Nun alles kräftig schütteln und in eine 100 ml fassende Flasche abfüllen.

TIPP

Das Einmassieren mit leichten zupfartigen Bewegungen stärkt zusätzlich das Bindegewebe.

TAGESDOSIERUNG

Zur Vorbeugung von Dehnungsstreifen durch die Schwangerschaft ca. 2 Teelöffel der Ölmischung 1-mal täglich am Bauch, am Gesäß und an den Oberschenkeln einmassieren. Die Haut dabei jeweils zupfend leicht nach oben ziehen.

HALTBARKEIT

Lichtgeschützt bei Raumtemperatur gelagert 6 Monate

Zeitaufwand: 15 Minuten

Kurioses: Jojoba wurde bereits von den Ureinwohnern in den südlichen Trockengebieten Nordamerikas zu wundheilungsfördernden Salben verarbeitet.

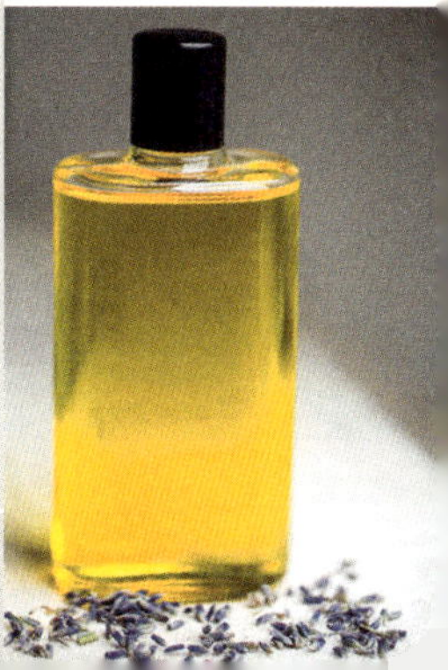

Geburtsvorbereitende Teemischung

Warum hilft diese Teemischung bei der Geburtsvorbereitung?

Die Anwendung von Frauenmantelkraut und Himbeerblättern erfolgt aufgrund langjähriger Erfahrungen aus der Volksheilkunde. Die Gebärmutter soll gestärkt und die Geburt insgesamt erleichtert werden. Daneben wird beiden Pflanzen eine leicht krampflösende Eigenschaft nachgesagt.

Dillfrüchte wirken erwiesenermaßen krampflösend und blähungstreibend, in der Volksheilkunde werden ihnen auch milchbildungsfördernde Eigenschaften nachsagt. Melisse gilt aufgrund ihrer leicht beruhigenden und krampflösenden Wirkung ebenfalls als hilfreich bei der Geburtsvorbereitung.

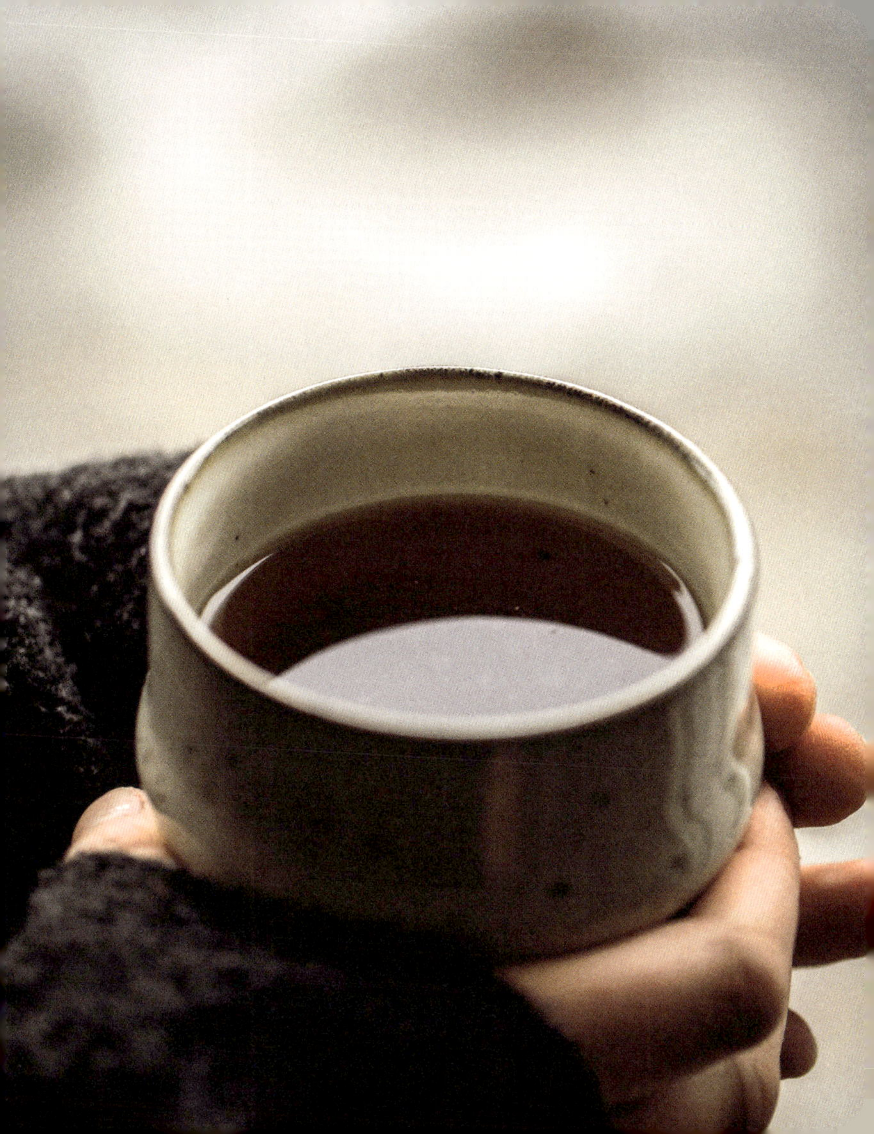

Vorsicht!

Bei einer bestehenden Allergie gegen Doldenblütler sollte man auf Dillfrüchte verzichten.

Zutaten:

- 40 g Himbeerblätter
- 30 g Frauenmantelkraut
- 20 g Melissenblätter
- 10 g Dillfrüchte

Zeitaufwand:
15 Minuten

Kurioses: Unruhigen Kindern wurde früher eine Milchabkochung aus Dillfrüchten verabreicht, weil man diesen in der Volksheilkunde seit Jahrhunderten auch schlaffördernde und beruhigende Wirkungen nachsagt.

ZUBEREITUNG

Die grob zerkleinerten Zutaten nacheinander in eine Schüssel geben und gut durchmischen. Dann die Teemischung in lichtundurchlässige Teesäckchen oder in eine Teedose abfüllen.

TIPP

Die Dillfrüchte müssen für die Teemischung nicht zerkleinert werden. Idealerweise stößt man sie vor der Teezubereitung allerdings in einem Mörser leicht an, um eine ausreichende Freisetzung des ätherischen Öls zu gewährleisten.

TAGESDOSIERUNG

Pro Tasse 1 Esslöffel der Teemischung 10 Minuten ziehen lassen. Zur Geburtsvorbereitung in den letzten 3 Schwangerschaftswochen 2-mal täglich 1 Tasse trinken.

HALTBARKEIT

Lichtgeschützt bei Raumtemperatur gelagert 1 Jahr

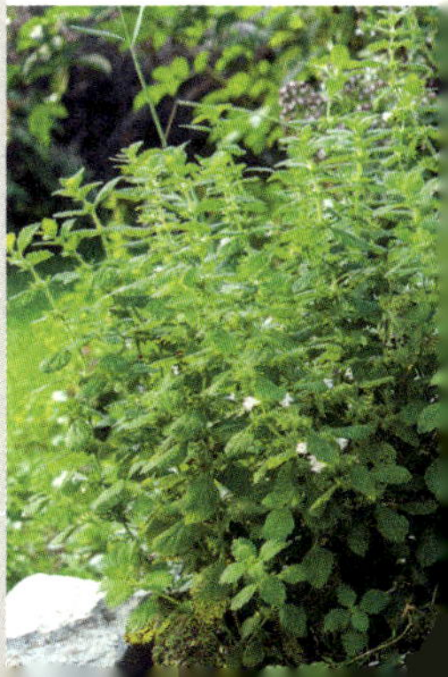

Damm-Massageöl

Warum beugt diese Ölmischung einem Dammriss vor?

Rosen- und Lavendelöl erleichtern die Regeneration der Hautzellen und wirken entspannend. Johanniskrautöl ist ein Trägeröl, wirkt aber auch selbst hautregenerierend. Das Vitamin E im Weizenkeimöl macht die Haut weich und geschmeidig. Dieser Effekt wird durch das Einmassieren selbst noch verstärkt.

Vorsicht!

Um eine mögliche Hautunverträglichkeit festzustellen, sollte man die Ölmischung probeweise in der Armbeuge auftragen und 1 Stunde dort belassen. Bleiben Hautreizungen aus, kann man das Massageöl verwenden.

Zutaten:

- 50 ml Weizenkeimöl
- 50 ml Johanniskrautöl
- 5 Tropfen ätherisches Rosenöl
- 5 Tropfen ätherisches Lavendelöl

Zeitaufwand:
15 Minuten

Kurioses: Als typische Frauenpflanze war die Rose bereits bei den Germanen der Frigg, der Schutzgöttin der Mutterschaft und Liebe, geweiht.

ZUBEREITUNG

Das Weizenkeim- und das Johanniskrautöl vermischen, dann die ätherischen Öle in die Mischung tropfen, alles gut vermengen und in eine 100 ml fassende Tropfflasche abfüllen.

TIPP

Alternativ zur Dammmassage können die ätherischen Öle auch als Sitzbad verwendet werden. Hierzu wird 1 Teelöffel der Ölmischung mit etwas Salz verrieben und dem Sitzbad (ca. 20 l Wasser bei ca. 37 °C) hinzugefügt. Der Effekt ist bei dieser Anwendung allerdings schwächer als bei der Massage.

TAGESDOSIERUNG

Zur Vorbeugung eines Dammrisses den Damm ab der 34. Schwangerschaftswoche mit einigen Tropfen der Ölmischung 1-mal täglich einmassieren.

HALTBARKEIT

Lichtgeschützt bei Raumtemperatur gelagert 6 Monate

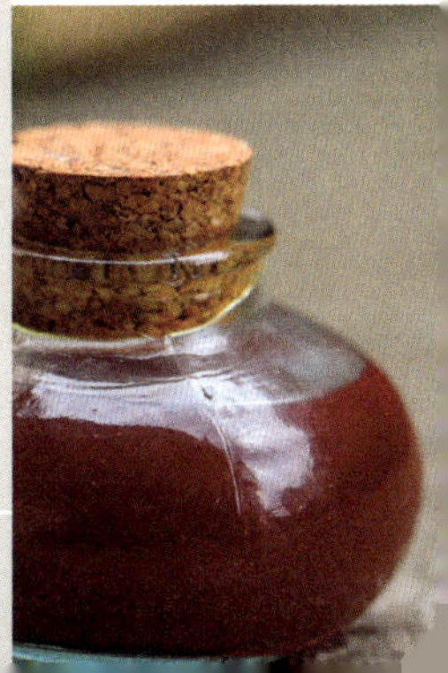

Stillzeit

>

NACH DER GEBURT muss das Wochenbett eingehalten und der Mutter ausreichend Ruhe gestattet werden. Außerdem sollte das Kind so früh wie möglich an die Brust angelegt werden, um die Milchbildung optimal zu fördern. Bei Problemen mit dem Stillen sollte man eine Stillberaterin oder eine Hebamme konsultieren. Denn das Stillen – sofern es möglich ist – ist mehr als nur das Verabreichen von Nahrung, sondern unterstützt beispielsweise auch das Immunsystem des Kindes.

Wann sollten Sie unbedingt zum Arzt?

Beschwerden im Wochenbett oder beim Neugeborenen sollten immer auch durch eine Hebamme oder einen Arzt abgeklärt werden.

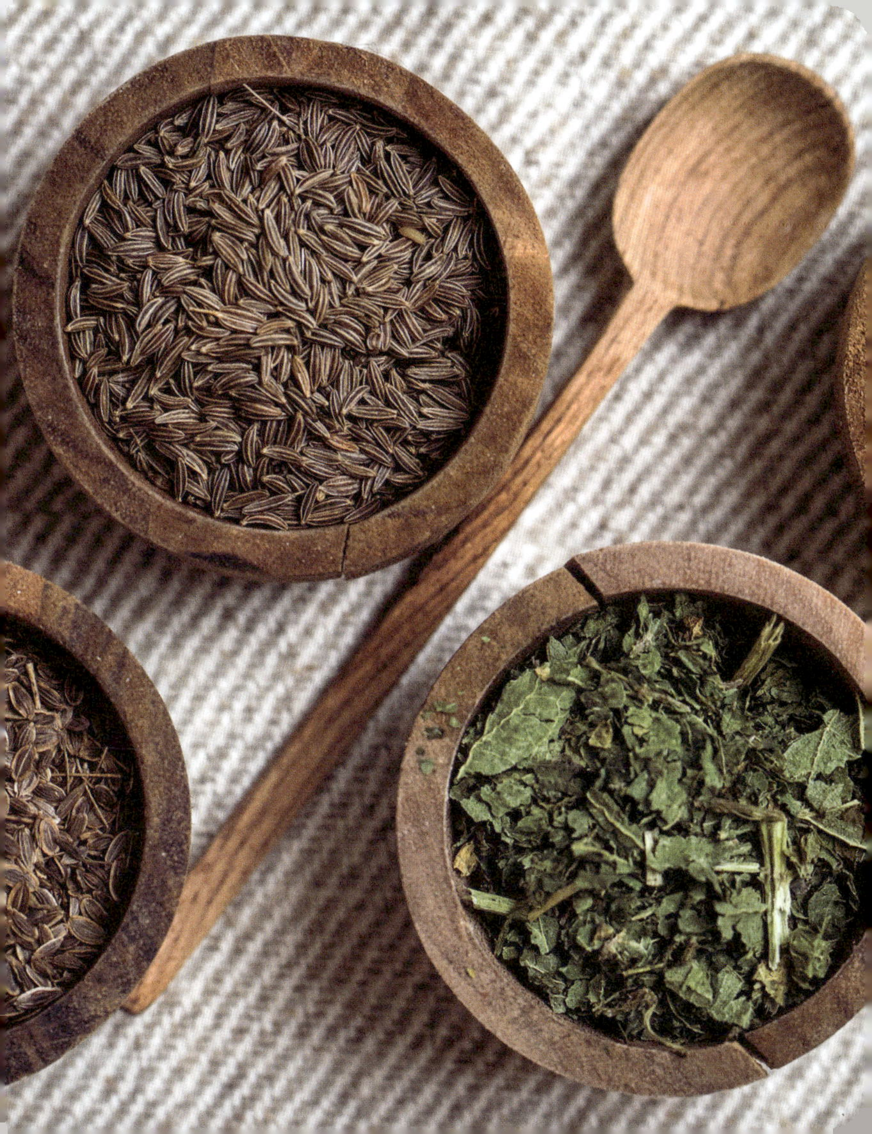

Tee zur Milchbildung

Warum wirkt diese Teemischung milchbildungsfördernd?

Die Anwendung entstammt der europäischen Volksmedizin. Inwieweit sich mit pflanzlichen Heilmitteln tatsächlich die Milchproduktion anregen lässt, kann man aufgrund fehlender wissenschaftlicher Belege nicht beurteilen. Die enthaltenen Dillsamen, Fenchel- und Kümmelfrüchte wirken über die Muttermilch auch leicht blähungstreibend beim Kind.

Vorsicht!

Bei einer Allergie gegen Doldenblütler sollte man auf Dill, Fenchel und Kümmel verzichten. Bei Milchstau sollte man keine milchbildungsfördernden Tees zu sich nehmen.

Zutaten:

- 40 g Brennnesselblätter
- 20 g Dillsamen
- 20 g Fenchelfrüchte
- 20 g Kümmelfrüchte

Zeitaufwand:
15 Minuten

Kurioses: Früher glaubte man, dass besonders der Milchauszug aus Fenchelfrüchten milchbildend wirkt.

ZUBEREITUNG

Die grob zerkleinerten Zutaten nacheinander in eine Schüssel geben und gut durchmischen. Dann die Teemischung in lichtundurchlässige Teesäckchen oder in eine Teedose abfüllen.

TIPP

Um für eine optimale Milchbildung zu sorgen, muss ausreichend (mindestens 2,5 l Flüssigkeit am Tag) getrunken werden. Ein häufiges Anlegen des Kindes regt zudem die Milchbildung an.

TAGESDOSIERUNG

Pro Tasse 1 Esslöffel der Teemischung 10 Minuten ziehen lassen. Zur Anregung der Milchbildung 1- bis 2-mal täglich 1 Tasse trinken.

HALTBARKEIT

Lichtgeschützt bei Raumtemperatur gelagert 1 Jahr

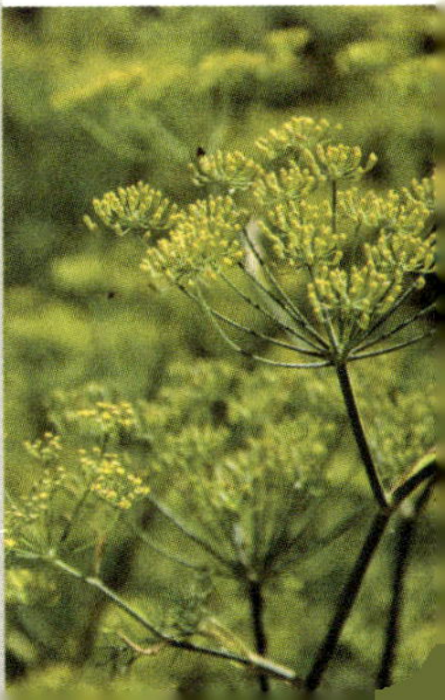

Umschlag bei entzündeten Brustwarzen

Warum hilft dieser Umschlag bei entzündeten Brustwarzen?

Schafgarbe wirkt entzündungshemmend, wundheilungsfördernd und antimikrobiell. Die Gerbstoffe in der Eichenrinde gehen mit den obersten Hautschichten eine Verbindung ein und machen diese unempfindlicher gegen äußere Reize. Das vermindert Entzündungen und erleichtert die Abheilung.

Vorsicht!

Bei Fieber oder Anzeichen für eine Brustentzündung (z. B. überwärmte und gerötete Stellen an der Brust, Schüttelfrost, Kopfschmerzen) muss rasch ein Gynäkologe kontaktiert werden. Bei einer Allergie gegen Korbblütler sollte man auf Schafgarbe verzichten.

Zutaten:

- 50 g Schafgarbenkraut
- 50 g Eichenrinde

ZUBEREITUNG

Die grob zerkleinerten Zutaten nacheinander in eine Schüssel geben und gut durchmischen. Dann die Teemischung in lichtundurchlässige Teesäckchen oder in eine Teedose abfüllen. 2 Esslöffel der Teemischung in 200 ml Wasser 10 Minuten leicht köcheln lassen. Abfiltrieren und den Auszug auf Körpertemperatur abkühlen lassen. Dann ein Stofftuch mit dem Auszug tränken und dieses auf die entzündeten Brustwarzen auflegen.

TIPP

Gerade am Anfang der Stillzeit können Brusthütchen während des Stillens und das Auflegen von Brustwarzenschutzringen zwischen den Stillmahlzeiten eine weitere Irritation verhindern.

TAGESDOSIERUNG

Bei leicht entzündeten Brustwarzen 3- bis 4-mal täglich zwischen den Stillmahlzeiten den Umschlag für 10 Minuten auflegen.

HALTBARKEIT

Teemischung: lichtgeschützt bei Raumtemperatur gelagert 1 Jahr; Auszug: zum sofortigen Gebrauch gedacht

Zeitaufwand:
30 Minuten

Kurioses: Schafgarbe nennt man im Alpenraum wegen ihrer vielfältigen Anwendung in der Frauenheilkunde auch Frauenkraut und Frauendank.

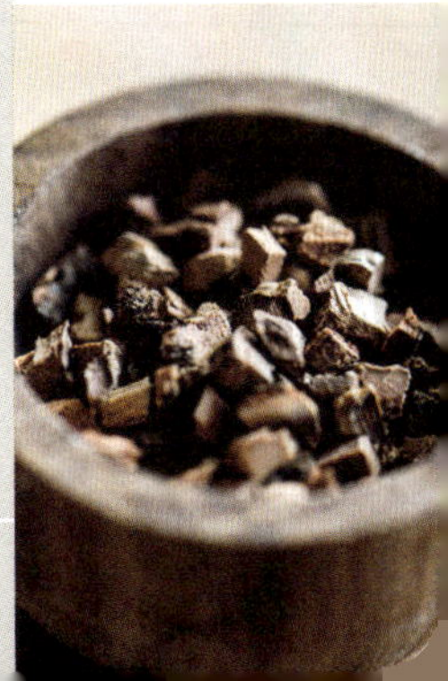

Topfenwickel

Warum helfen Topfenwickel bei irritierten Brustwarzen und leichtem Milchstau?

Bei leichtem Milchstau und irritierten Brustwarzen kann neben dem häufigen Anlegen des Kindes und dem Ausstreifen der Brust auch ein Topfenwickel helfen. Seine kühlenden und entzündungshemmenden Effekte lindern Schmerzen, die durch Milcheinschuss und Milchstau entstehen. Außerdem wirken die Wickel abschwellend und beruhigen Irritationen.

Vorsicht!

Man darf den Topfenwickel nur auflegen, wenn einem warm ist. Der Topfenwickel sollte nicht auf wunde Stellen aufgelegt werden.

Zutaten:

- **100 g frischer Topfen (Quark)**

Zeitaufwand:
20 Minuten

ZUBEREITUNG

Die Mitte eines Stofftuches ungefähr 1 cm dick mit dem Topfen bestreichen. Dann das Tuch so einschlagen, dass der Topfen vollständig umwickelt ist. Das Tuch auf die irritierten Brustwarzen oder die leicht verhärtete Stelle auf der Brust auflegen und mit einem weiteren Tuch umwickeln. Nach 10 Minuten den Wickel wieder entfernen.

Kurioses: Das Stillen führt anfangs oft zu Nachwehen. Diese unterstützen die Gebärmutter bei der Rückbildung.

TIPP

Um wunden Brustwarzen vorzubeugen, sollte auch die Stillposition des Kindes immer wieder gewechselt werden. Außerdem kann es helfen, einige Tropfen Muttermilch auf die wunden Brustwarzen zu geben und an der Luft trocknen zu lassen.

TAGESDOSIERUNG

Bei irritierten Brustwarzen und leichtem Milchstau den Wickel bis zu 3-mal täglich auflegen.

HALTBARKEIT

Zum sofortigen Gebrauch gedacht

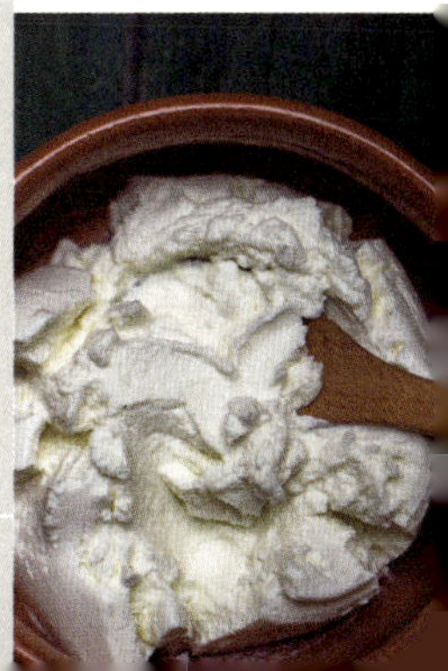

Sitzbad bei Dammriss

Warum hilft dieses Sitzbad beim Abheilen eines Dammrisses?

Kamillenblüten unterstützen die Wundheilung, sie wirken leicht entzündungshemmend und antimikrobiell. Hamamelis fördert durch enthaltene Gerbstoffe die Wundheilung, hemmt die Entzündung und betäubt leicht.

Vorsicht!

Das Sitzbad nicht bei einer frischen, offenen Wunde, sondern erst nach der oberflächlichen Wundheilung anwenden! Die Wundversorgung gehört in den ersten Tagen in die Hände eines Arztes oder einer Hebamme. Das Sitzbad darf nicht zu heiß angewandt werden und sollte ca. 37 °C betragen. Bei einer Allergie gegen Korbblütler sollte man auf Kamille verzichten.

Zutaten:

- 60 g Kamillenblüten
- 40 g Hamamelisblätter oder -rinde

Zeitaufwand:
30 Minuten

ZUBEREITUNG

Die Kamillenblüten und die Hamamelisblätter oder -rinde mit 2 l heißem Wasser überbrühen und 10 Minuten leicht köcheln lassen. Anschließend abfiltrieren. Sobald der Auszug auf Körpertemperatur abgekühlt ist, diesen in das Sitzbad (ca. 20 l Wasser) geben.

TIPP

Alternativ zu Hamamelis kann auch Eichenrinde verwendet werden.

TAGESDOSIERUNG

Bei einem Dammriss frühestens ab dem 4. Tag nach der Entbindung 1-mal täglich ein 10-minütiges Sitzbad bereiten.

HALTBARKEIT

Zum sofortigen Gebrauch gedacht

Kurioses: Hamamelis stammt ursprünglich aus Nordamerika und war bereits bei den amerikanischen Ureinwohnern ein beliebtes Wundheilmittel.

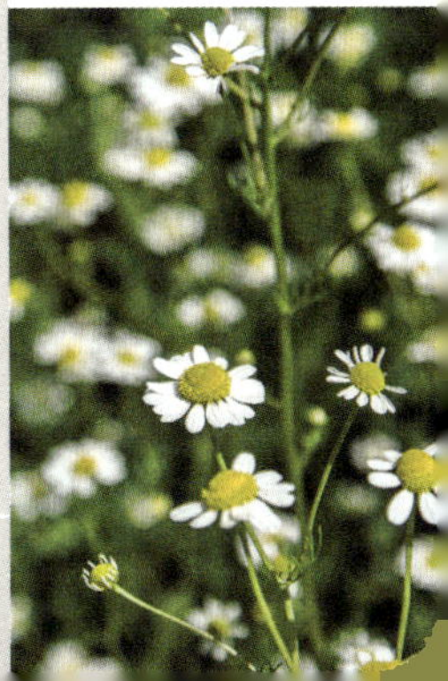

Wechseljahre

>

BEI WECHSELJAHRBESCHWERDEN wie Hitzewallungen, Stimmungsschwankungen, Schweißausbrüchen oder Schlaflosigkeit stehen mehrere Heilpflanzen zur Verfügung, die eine Besserung ermöglichen. Neben den folgenden Hausmitteln erwiesen sich in Studien vor allem Präparate mit Traubensilberkerze (als Tabletten, Kapseln oder Tropfen in Apotheken erhältlich) als sinnvolle therapeutische Maßnahmen. Bei depressiven Verstimmungen sind darüber hinaus auch Johanniskrautpräparate empfehlenswert. Thujonfreie Salbeikapseln können Schweißattacken vermindern.

Sinnvoll zur Unterstützung und Ergänzung der Therapie sind Entspannungstechniken, etwa autogenes Training oder Yoga. Zudem sollte man auf ausreichend Bewegung und eine abwechslungsreiche und kalziumhaltige Kost achten.

Wann sollten Sie unbedingt zum Arzt?

- bei erstmaligen Beschwerden
- bei starker Beeinträchtigung der Lebensqualität
- bei unbekannten oder sehr starken Beschwerden

Teemischung gegen Wechseljahrbeschwerden

Warum hilft diese Teemischung bei Wechseljahrbeschwerden?

Im Gegensatz zur Traubensilberkerze, die in Form von Kapseln, Tabletten oder Tropfen eingenommen werden muss, stützt sich die Anwendung von Frauenmantel- und Schafgarbenkraut lediglich auf Erfahrungen aus der Volksmedizin. Eine eingehende wissenschaftliche Untersuchung hierzu fand bisher leider nicht statt. Melisse wirkt nachweislich entspannend auf die Psyche und wertet diese Teemischung auch geschmacklich auf.

Vorsicht!

Bei einer Allergie gegen Korbblütler sollte man auf Schafgarbe verzichten.

Zutaten:

- 40 g Frauenmantelkraut
- 40 g Schafgarbenkraut
- 20 g Melissenblätter

Zeitaufwand:
15 Minuten

ZUBEREITUNG

Die grob zerkleinerten Pflanzen nacheinander in eine Schüssel geben und die Zutaten gut durchmischen. Dann die Teemischung in lichtundurchlässige Teesäckchen oder in eine Teedose abfüllen.

TIPP

In den Wechseljahren sollte man ausreichend trinken. Einigen Studien zufolge sollen bereits 1,5 bis 2 l Flüssigkeit pro Tag Wechseljahrbeschwerden verbessern.

TAGESDOSIERUNG

Pro Tasse 1 Esslöffel der Teemischung 10 Minuten ziehen lassen. Bei Wechseljahrbeschwerden 1- bis 3-mal täglich 1 Tasse trinken.

HALTBARKEIT

Lichtgeschützt bei Raumtemperatur gelagert 1 Jahr

Kurioses: In der alpinen Volksmedizin wird behauptet, der im Hochgebirge vorkommende Alpenfrauenmantel *(Alchemilla alpina)* wirke stärker als der in den Tälern vorkommende Gewöhnliche Frauenmantel *(Alchemilla vulgaris)*.

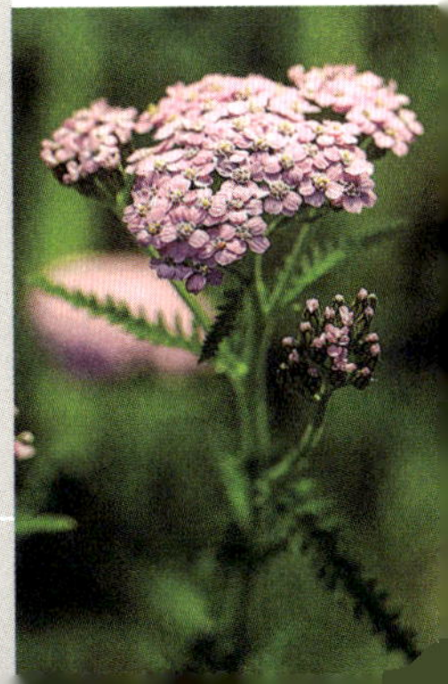

Kaltes Fußbad nach Kneipp

Warum hilft ein kaltes Fußbad gegen Schweißausbrüche?

Das kalte Fußbad nach Kneipp dient nicht nur zur Erfrischung und Kräftigung des Körpers, sondern führt, am Abend angewandt, zu verstärkter Müdigkeit und einem besseren Schlaf. Bei einem Hang zu Schweißattacken ist das kühle und erfrischende Fußbad besonders wertvoll. Zudem sind regelmäßige Kneipp-Anwendungen ein Training für die Gefäße, verbessern die Durchblutung im Allgemeinen und stärken das Immunsystem.

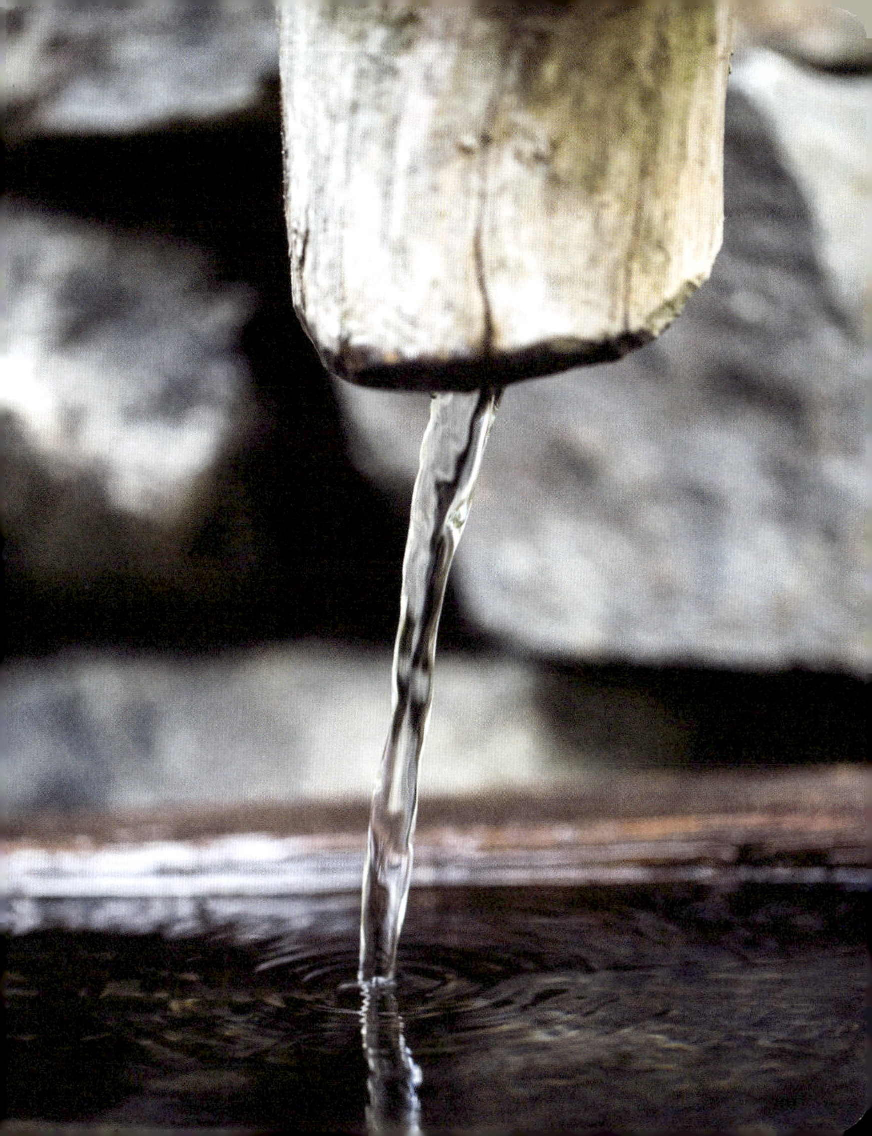

Vorsicht!

Bei schweren Herz-Kreislauf-Erkrankungen, fiebrigen Infekten oder in geschwächtem Zustand sollte man auf zu kalte Wasseranwendungen verzichten. Außerdem sollte man langsam, also nicht zu kalt, beginnen und die Anwendung nur schrittweise intensivieren. Bevor man mit der Anwendung beginnt, darf einem nicht kalt sein.

DURCHFÜHRUNG

Eine Schüssel oder eine kleine Wanne, in der die Füße gut Platz haben, knöcheltief mit kaltem Wasser (bis maximal 15 °C) füllen. Das Wasser muss nicht extrem kalt sein, sondern sollte sich an der persönlich als kalt empfundenen Temperatur orientieren. Die Dauer des Bades wird an die gewählte Wassertemperatur angepasst und kann von 15 Sekunden bis zu 2 Minuten betragen. Sobald man Kälteschmerz verspürt, sollte man das Fußbad jedenfalls beenden. Bei nicht sehr kaltem Wasser kann man das Fußbad auch fortführen, bis das Kältegefühl nachlässt und sich die Füße wieder warm anfühlen (aber auch hier maximal 2 Minuten).

TIPP

Alternativ zum kalten Fußbad kann auch das regelmäßige Wassertreten ähnliche Effekte herbeiführen.

TAGESDOSIERUNG

Bei einem Hang zu Schweißausbrüchen während der Wechseljahre das Fußbad 1-mal täglich, am besten abends vor dem Schlafengehen, durchführen.

Zeitaufwand:
10 Minuten

Kurioses: Kneipp erkannte bereits vor mehr als 100 Jahren, dass man mit kleinflächigen lokalen thermischen Reizen Reaktionen im gesamten menschlichen Körper hervorrufen kann.

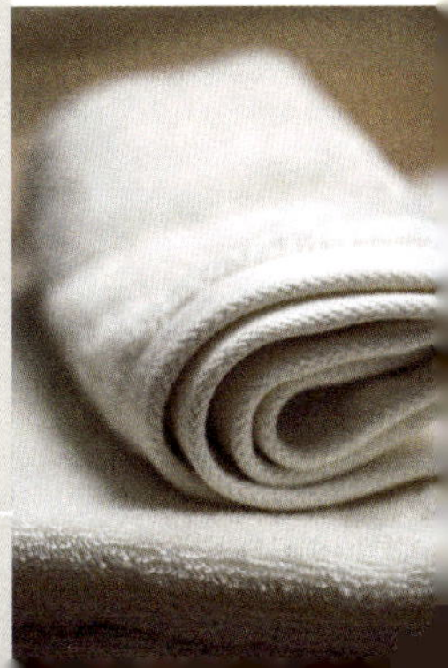

Massageöl gegen Unruhe und Schlafstörungen

Warum hilft diese Ölmischung bei Unruhezuständen?

Lavendelöl ist ein sehr gut untersuchtes und gut verträgliches ätherisches Öl. Es wirkt nicht nur beruhigend und schlaffördernd, sondern auch angstlösend. Rosenöl wirkt ausgleichend, entspannend und beruhigend. Geranienöl wirkt ebenfalls entspannend und hat sich besonders bei hormonell bedingten Schlafstörungen bewährt. Neben den Wirkungen der Öle hat eine als angenehm empfundene Massage grundsätzlich entspannende und schlaffördernde Effekte.

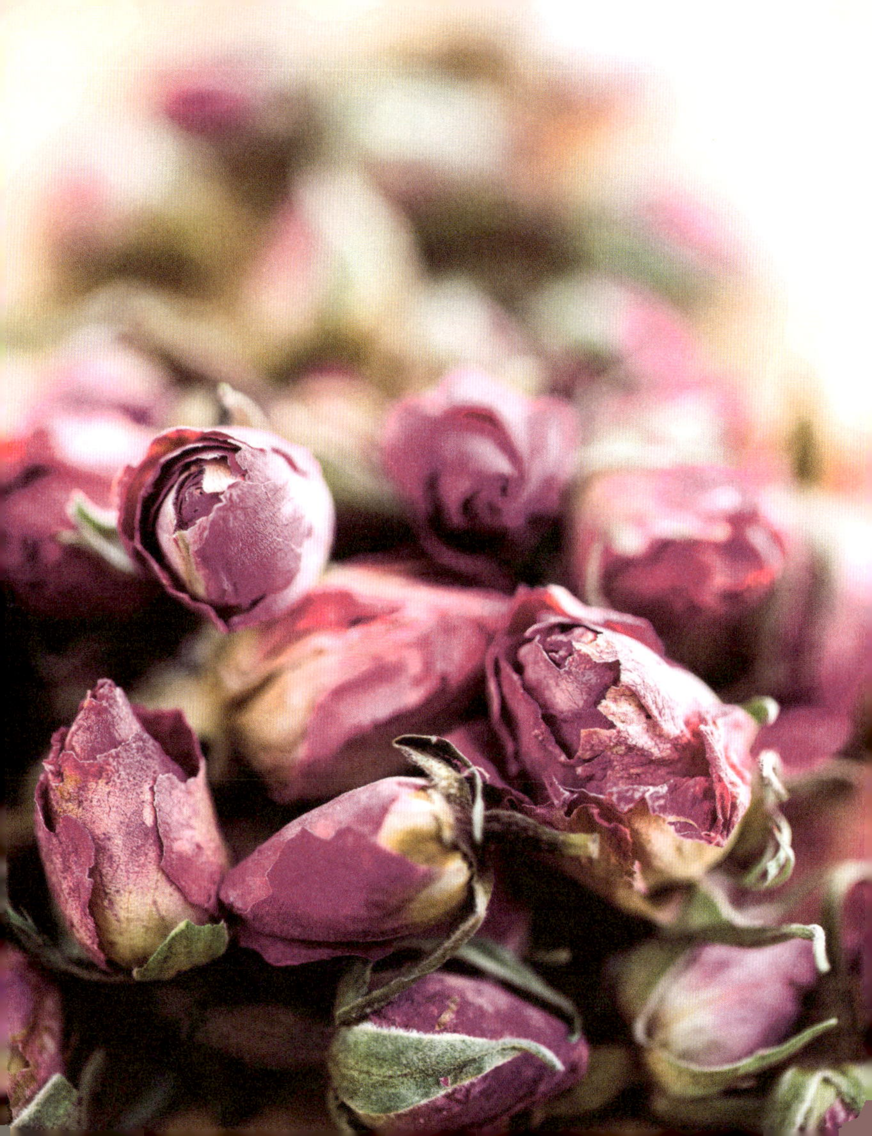

Vorsicht!

Um vor der Anwendung eine mögliche Hautunverträglichkeit festzustellen, sollte man die Ölmischung probeweise in der Armbeuge auftragen und 1 Stunde dort belassen. Bleiben Hautreizungen aus, kann man das Massageöl verwenden.

Zutaten:

- 10 Tropfen ätherisches Lavendelöl
- 5 Tropfen ätherisches Rosenöl
- 5 Tropfen ätherisches Geranienöl
- 50 ml Mandelöl

Zeitaufwand:
15 Minuten

ZUBEREITUNG

Die ätherischen Öle nacheinander in das Mandelöl tropfen und gut vermischen. Anschließend die gewonnene Ölmischung in eine 50 ml fassende Tropfflasche abfiltrieren.

TIPP

Die Anwendung kann durch das Trinken von Baldrian-, Melissen-, Hopfenzapfen-, Passionsblumen- oder Lavendeltee unterstützt werden.

TAGESDOSIERUNG

Bei Unruhe, Schlafstörungen oder Nervosität den Oberkörper oder den Rücken mit ca. 1 Teelöffel der Ölmischung 1- bis 2-mal täglich einmassieren.

HALTBARKEIT

Lichtgeschützt bei Raumtemperatur gelagert 6 Monate

Kurioses: Die Geranie *(Pelargonium graveolens)* ist mit dem ebenfalls in der Frauenheilkunde sehr populären Storchschnabel eng verwandt.

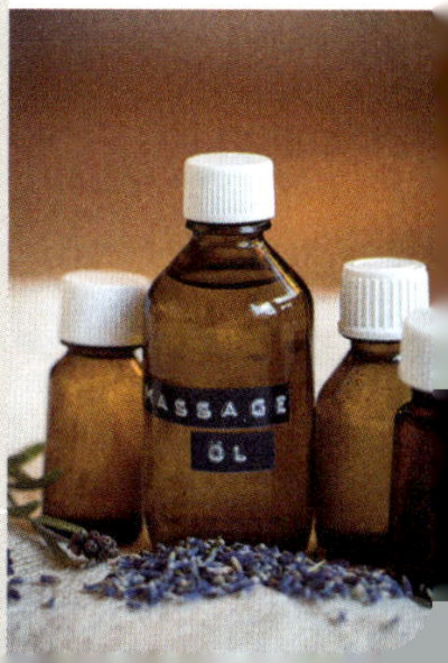

Teemischung gegen Unruhe und nervöse Herzbeschwerden

Warum hilft dieser Tee bei Unruhe und nervösen Herzbeschwerden?

Nervöse Herzbeschwerden, die aufgrund von Unruhezuständen entstehen, werden durch die beruhigenden Effekte von Melisse, Hopfen und Pomeranzenblüten gedämpft. Weißdorn erhöht die Durchblutung des Herzmuskels, verringert ein wenig den Bluthochdruck, verbessert die Elastizität der Blutgefäße und normalisiert den Herzrhythmus. Dadurch wird das Herz-Kreislauf-System insgesamt weniger anfällig für nervöse Unruhezustände.

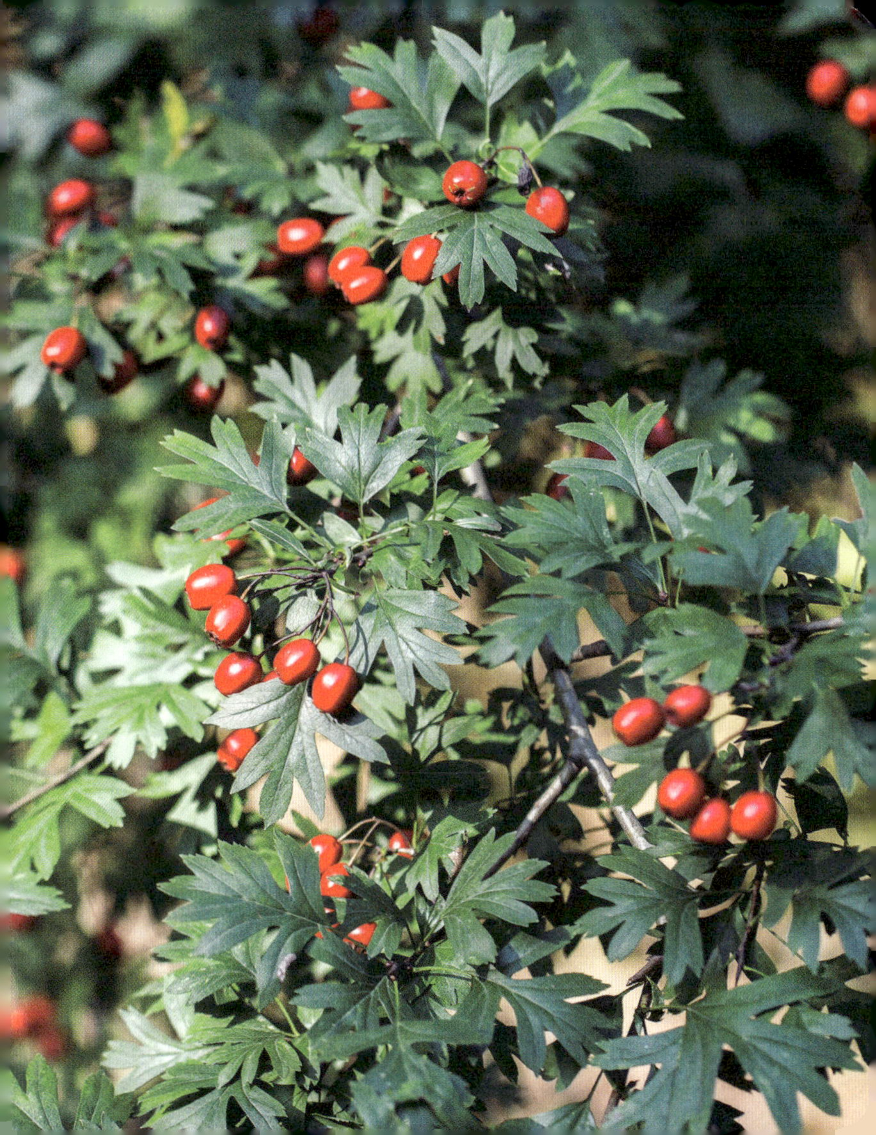

Vorsicht!

Herzbeschwerden sollten immer zuerst ärztlich abgeklärt werden. Die in den Pomeranzenblüten enthaltenen Furanocumarine können bei hellhäutigen Personen rascher zu Sonnenbränden führen.

Zutaten:

- 40 g Weißdornblüten und -blätter
- 30 g Melissenblätter
- 20 g Hopfenzapfen
- 10 g Pomeranzenblüten

Zeitaufwand:
15 Minuten

Kurioses: Dem Weißdorn wird schon in alten Sagen und Märchen eine schlaffördernde Wirkung nachgesagt. Unter anderem wird die Weißdornhecke mit dem hundertjährigen Schlaf von Dornröschen in Zusammenhang gebracht.

ZUBEREITUNG

Die grob zerkleinerten Zutaten nacheinander in eine Schüssel geben und gut durchmischen. Dann die Teemischung in lichtundurchlässige Teesäckchen oder in eine Teedose abfüllen.

TIPP

Die beginnenden Wechseljahre können als guter Zeitpunkt dienen, um den persönlichen Lebensstil zu ändern – so bleibt man im Alter möglichst lange gesund und vital. Voraussetzungen hierfür sind unter anderem ausreichend Bewegung, eine gesunde Ernährung, tiefe Freundschaften und eine entspannte Lebensführung.

TAGESDOSIERUNG

Pro Tasse 1 Esslöffel der Teemischung 10 Minuten lang ziehen lassen. Bei leicht nervösen Herzbeschwerden während der Wechseljahre 1- bis 3-mal täglich 1 Tasse trinken.

HALTBARKEIT

Lichtgeschützt bei Raumtemperatur gelagert 1 Jahr

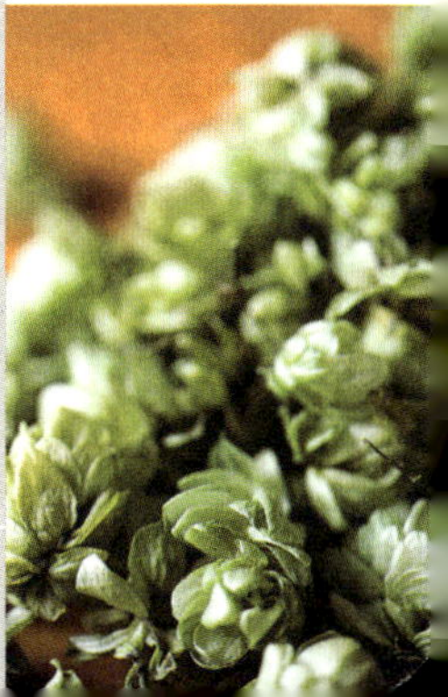

Verzeichnis der Krankheitsbilder

Verzeichnis der Heilmittel

Literatur

Abtei St. Hildegard, Eibingen (Hrsg.) (2012): Heilsame Schöpfung. Die natürliche Wirkkraft der Dinge, Physika, Hildegard von Bingen – Werke, Bd. 5/10. Beuroner Kunstverlag, Beuron.

Achmüller, Arnold (2012): Teufelskraut, Bauchwehblüml, Wurmtod. Das Kräuterwissen Südtirols. Mythologie, Volksmedizin und wissenschaftliche Erkenntnisse. Edition Raetia, Bozen.

Achmüller, Arnold (2015): Wickel, Salben und Tinkturen. Das Kräuterwissen der Bauerndoktoren in den Alpen. Edition Raetia, Bozen.

AWMF online (Das Portal der wissenschaftlichen Medizin), verfügbar unter: www.awmf.org

Bäumler, Siegfried (2007): Heilpflanzenpraxis heute. Porträts – Rezepturen – Anwendung. Urban & Fischer, München.

Campanini, Enrica (2012): Dizionario di fitoterapia e piante medicinali. Tecniche Nuove, Milano.

Fintelmann, Volker et al. (2017): Lehrbuch Phytotherapie. Karl F. Haug Verlag, Stuttgart.

Haffner, Felix et al. (2011): Normdosen gebräuchlicher Arzneistoffe und Drogen. Wissenschaftliche Verlagsgesellschaft, Stuttgart.

Hänsel, Rudolf et al. (1994): Hagers Handbuch der pharmazeutischen Praxis. Springer-Verlag, Berlin.

Kneipp, Sebastian (2010): Meine Wasserkur. So sollt ihr leben. Die weltberühmten Ratgeber in einem Band. Trias Verlag, Stuttgart.

Künzle, Johann (1950): Chrut und Uchrut. Praktisches Heilkräuterbüchlein. Zizers bei Chur.

Madaus, Gerhard (1987): Lehrbuch der biologischen Heilmittel. Mediamed Verlag, Ravensburg.

Wabner, Dietrich et al. (2012): Aromatherapie: Grundlagen, Wirkprinzip, Praxis. Urban & Fischer, München.

ZDN (Zentrum zur Dokumentation von Naturheilverfahren) (2001): Volksmedizin in Tirol. Ein EU-Interreg-II-Projekt. 3 Bände. Tisens.

Gesund mit „Kraut und Wurzel“ Tipps von Apotheker Arnold Achmüller

Weitere Bände dieser Reihe

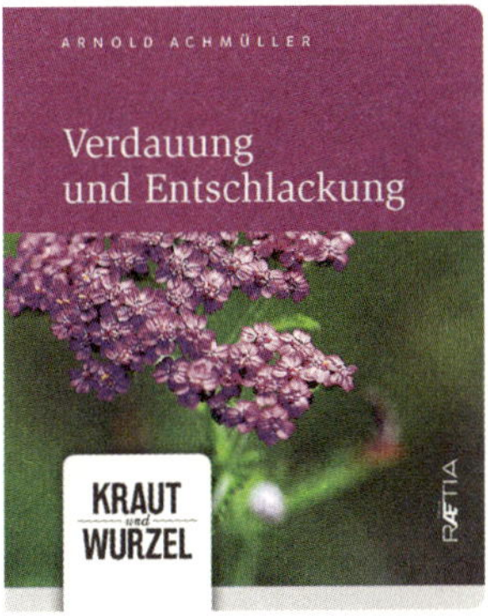

ISBN 978-88-7283-629-3 · Euro 10,00

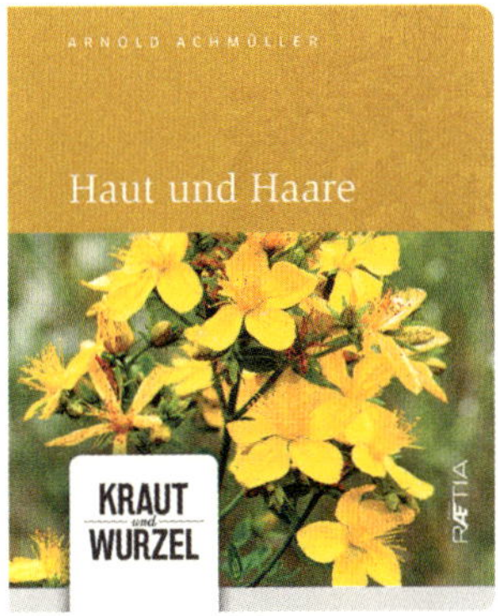

ISBN 978-88-7283-630-9 · Euro 10,00

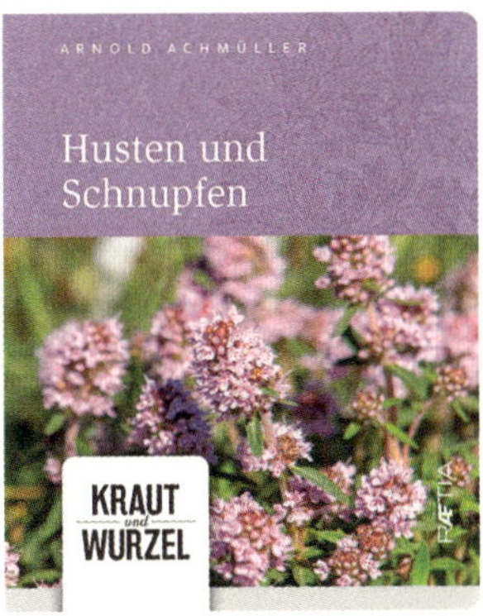

ISBN 978-88-7283-651-4 · Euro 10,00

KRAUT *und* WURZEL

Weitere Bücher des Kräuterexperten Arnold Achmüller bei Edition Raetia

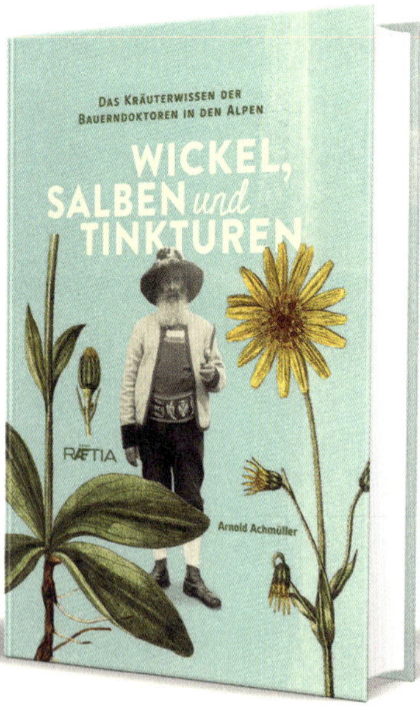

ISBN 978-88-7283-534-0
Euro 24,90

„Ein bemerkenswertes Buch"
Österreichische Bauernzeitung

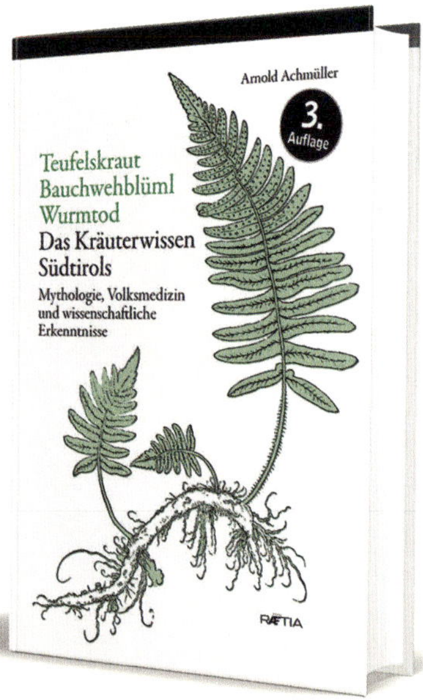

ISBN 978-88-7283-427-5
Euro 24,90

„Pflichtlektüre für alle Heilpflanzen-Fans!"
Pharmaceutical Tribune

Der Autor

Arnold Achmüller, geboren 1982 in Südtirol, ist Apotheker und Buchautor. Er beschäftigt sich seit Jahren mit Heilkräutern und volksmedizinischen Anwendungen im Kontext der wissenschaftlichen Forschung. Sein besonderes Interesse gilt der traditionellen europäischen Medizin, insbesondere der alpinen Heilkunde. Er hält Vorträge zum Thema, organisiert Workshops und Kräuterwanderungen. Zusammen mit Astrid Felderer betreibt er den Blog „Kraut und Wurzel".

Bei Edition Raetia erschienen: „Teufelskraut, Bauchwehblüml, Wurmtod. Das Kräuterwissen Südtirols" (2012), „Wickel, Salben und Tinkturen. Das Kräuterwissen der Bauerndoktoren in den Alpen" (2015), „Alpenmedizin" (2018) u. a.

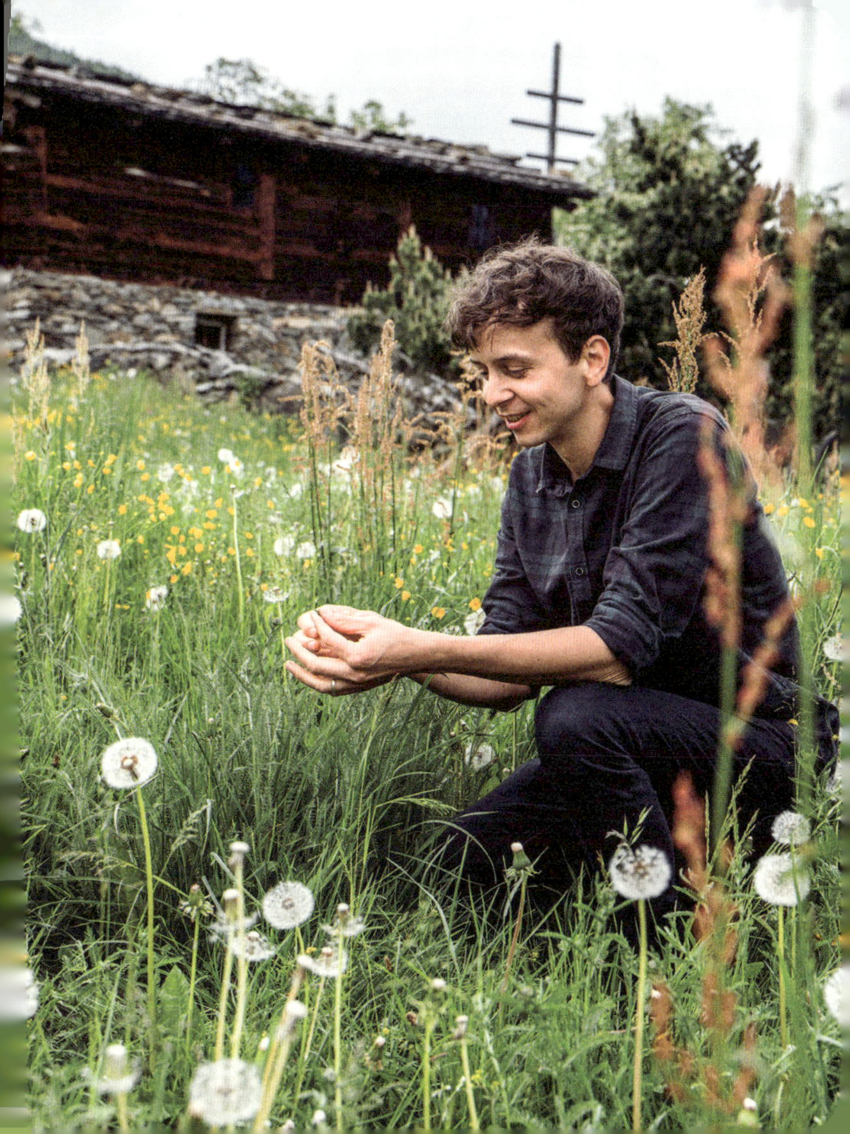